Adrian Lussi
Thomas Jaeggi

Dentale Erosionen
Von der Diagnose zur Therapie

Adrian Lussi
Thomas Jaeggi

Dentale Erosionen
Von der Diagnose zur Therapie

Unter Mitwirkung von:
Carolina Ganß
Elmar Hellwig

Mit Kasuistiken von:
Thomas Attin
Anne Grüninger
Carola Imfeld
Olivier O. Schicht
Nadine Schlüter
Patrick R. Schmidlin

Mit einem Geleitwort von:
Reinhard Hickel

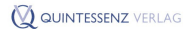

Berlin, Chicago, Tokio, Barcelona, Istanbul, London, Mailand,
Moskau, Neu-Delhi, Paris, Peking, Prag, São Paulo, Seoul und Warschau

Impressum

Bibliografische Informationen der Deutschen Bibliothek

Die Deutsche Bibliothek verzeichnet diese Publikation in der deutschen Nationalbibliografie; detaillierte bibliografische Daten sind im Internet über <http://dnb.ddb.de> abrufbar.

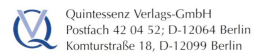

Quintessenz Verlags-GmbH
Postfach 42 04 52; D-12064 Berlin
Komturstraße 18, D-12099 Berlin

Copyright © 2009 Quintessenz Verlags-GmbH, Berlin

Dieses Werk ist urheberrechtlich geschützt. Jede Verwertung außerhalb der engen Grenzen des Urheberrechts ist ohne Zustimmung des Verlages unzulässig und strafbar. Dies gilt insbesondere für Vervielfältigungen, Übersetzungen, Mikroverfilmungen und die Einspeicherung und Verarbeitung in elektronischen Systemen.

Lektorat: Peter Rudolf, Quintessenz Verlags-GmbH, Berlin
Herstellung: Juliane Richter, Quintessenz Verlags-GmbH, Berlin
Reproduktionen: Quintessenz Verlags-GmbH, Berlin
Druck: Bosch-Druck GmbH, Ergolding

ISBN: 978-3-938947-08-1
Printed in Germany

Geleitwort

In den letzten Jahrzehnten gab es einen bemerkenswerten Rückgang des Kariesbefalls in den entwickelten Ländern. Neben der Anwendung von Fluoriden und der Fissurenversiegelung ist hierfür auch die verbesserte Mundhygiene verantwortlich. Doch haben sich in den letzten 25 Jahren – vor allem in sozial höhergestellten Gruppen – auch das Gesundheitsverhalten und die Ernährung gewandelt. Immer mehr gesundheitsbewusste Menschen trinken zunehmend Getränke mit niedrigem pH-Wert, wie z. B. Fruchtsäfte, und essen vermehrt säurehaltige Früchte oder Salate mit Essig. Diese Verhaltensänderungen stellen unter anderem einen essenziellen Faktor für den zunehmenden Verlust von Zahnhartsubstanzen durch sogenannte Erosionen dar. Problematisch ist hierbei, dass nicht nur die Patienten sich dieses Sachverhaltes nicht bewusst sind, sondern auch viele Zahnärzte nicht über ausreichende Kenntnisse dazu verfügen, wie sie Erosionen verhindern oder adäquat therapieren können.

Das vorliegende Buch behandelt die Prävalenz und die multifaktoriellen Ursachen der Erosionen, ihre Diagnostik, die Schweregradeinteilung und Inzidenz, aber auch das Ausmaß der Progression und die Beurteilung der Risikofaktoren. Umfangreiche Abschnitte zur Prävention und Therapie – auch im Milchgebiss – geben wertvolle Hinweise für die tägliche Praxis. Die vielen exzellenten klinischen Bilder sind für Praktiker wie Studierende äußerst instruktiv und hilfreich.

Die Aufgabe, das Wissen zu Erosionen auf dem aktuellen Stand wissenschaftlich hochwertig und verständlich zusammenzufassen, erfordert hochqualifizierte Autoren. Adrian Lussi erfüllt diese Anforderung aufs Beste. Ihm und seinem hochkarätigen Autorenteam ist eine hervorragende Darstellung der Problematik gelungen.

Das Buch kann allen Zahnärzten in der Praxis, aber auch den Studierenden und ihren Ausbildern als wertvolle Hilfe bei der Diagnostik, Therapie und Prävention von Erosionen wärmstens empfohlen werden. Wer es gründlich liest, wird sein Wissen und sein Behandlungsspektrum erweitern und damit die Erwartungen und den Interventionsbedarf bei Patienten mit Erosionen bestens erfüllen.

Prof. Dr. Reinhard Hickel, München

Herausgeber und Autoren

Prof. Dr. med. dent. Adrian Lussi
Universität Bern
Klinik für Zahnerhaltung, Präventiv-
und Kinderzahnmedizin
Freiburgstrasse 7
CH-3010 Bern

Dr. med. dent. Thomas Jaeggi
Universität Bern
Klinik für Zahnerhaltung, Präventiv-
und Kinderzahnmedizin
Freiburgstrasse 7
CH-3010 Bern

Prof. Dr. med. dent. Thomas Attin
Universität Zürich
Zentrum für Zahn-, Mund- und
Kieferheilkunde
Klinik für Präventivzahnmedizin,
Parodontologie und Kariologie
Plattenstrasse 11
CH-8032 Zürich

Prof. Dr. med. dent. Carolina Ganß
Justus-Liebig-Universität Gießen
Zentrum für Zahn-, Mund- und
Kieferheilkunde
Poliklinik für Zahnerhaltungskunde
und Präventive Zahnheilkunde
Schlangenzahl 14
D-35392 Gießen

Dr. med. dent. Anne Grüninger
Universität Bern
Klinik für Zahnerhaltung, Präventiv-
und Kinderzahnmedizin
Freiburgstrasse 7
CH-3010 Bern

Prof. Dr. med. dent. Elmar Hellwig
Universitätsklinikum Freiburg
Universitätsklinik für Zahn-, Mund-
und Kieferheilkunde
Abteilung für Zahnerhaltungskunde
und Parodontologie
Hugstetter Straße 55
D-79095 Freiburg

Dr. med. dent. Carola Imfeld
Universität Zürich
Zentrum für Zahn-, Mund- und
Kieferheilkunde
Klinik für Präventivzahnmedizin,
Parodontologie und Kariologie
Plattenstrasse 11
CH-8032 Zürich

Dr. med. dent. Nadine Schlüter
Justus-Liebig-Universität Gießen
Zentrum für Zahn-, Mund- und
Kieferheilkunde
Poliklinik für Zahnerhaltungskunde
und Präventive Zahnheilkunde
Schlangenzahl 14
D-35392 Gießen

Dr. med. dent. Olivier O. Schicht
Universität Zürich
Zentrum für Zahn-, Mund- und
Kieferheilkunde
Klinik für Präventivzahnmedizin,
Parodontologie und Kariologie
Plattenstrasse 11
CH-8032 Zürich

PD Dr. med. dent. Patrick R. Schmidlin
Universität Zürich
Zentrum für Zahn-, Mund- und
Kieferheilkunde
Klinik für Präventivzahnmedizin,
Parodontologie und Kariologie
Plattenstrasse 11
CH-8032 Zürich

Inhalt

Kapitel 1 Einleitung
(A. Lussi, Th. Jaeggi) 1

Kapitel 2 Diagnostik der Erosionen
(A. Lussi, C. Ganß, Th. Jaeggi) 3

Kapitel 3 Prävalenz, Inzidenz und Lokalisation der Erosionen
(Th. Jaeggi, A. Lussi) 19

Kapitel 4 Ätiologie und Risikoabklärung
(A. Lussi, Th. Jaeggi) 37

Kapitel 5 Prävention der Erosionen
(A. Lussi, E. Hellwig, Th. Jaeggi) 55

Kapitel 6 Erosionen bei Kindern
(Th. Jaeggi, A. Lussi) 61

Kapitel 7 Restaurative und rekonstruktive Behandlungsstrategien von Erosionen (Th. Jaeggi, A. Lussi) 69

Fall 1: Restaurationen mittels direkter Kompositaufbauten kombiniert mit kieferorthopädischer Therapie *(C. Imfeld)* 78

Fall 2: Restaurationen mit direkten Kompositfüllungen *(N. Schlüter)* 82

Fall 3: Anwendung einer Schienentechnik mit Komposit
(P. R. Schmidlin, O. O. Schicht, Th. Attin) 86

Fall 4: Restaurationen mittels direkter Kompositfüllungen
und Komposit-Overlays *(C. Imfeld)* 97

Fall 5: Restaurationen mit indirekten Kompositoverlays
und direkten Kompositfüllungen *(N. Schlüter)* 102

Fall 6: Restaurationen mittels direkter Kompositfüllungen
und Kronen *(C. Imfeld)* 108

Fall 7: Restaurationen mittels direkter Kompositfüllungen,
Keramikonlays und „Veneerkronen" *(A. Grüninger)* 114

Fall 8: Restaurationen mittels Kompositoverlays,
direkter Kompositfüllungen und Vollkeramikkronen
(C. Imfeld) 119

Anhang   **Literatur** 125

Sachregister 133

Einleitung

Adrian Lussi und Thomas Jaeggi

In den letzten Jahren hat die Bedeutung der dentalen Erosion – der Demineralisation der Zähne ohne Beteiligung von Bakterien – zugenommen. Dies zeigen nicht nur die Erfahrungen aus der täglichen Praxis, sondern auch die erschienenen wissenschaftlichen Publikationen. Während in den 70er-Jahren weniger als 5 Publikationen pro Jahr über dentale Erosionen erschienen, stieg diese Zahl in den 80er-Jahren auf etwa 10 Arbeiten pro Jahr. Heute liegt sie bei über 100 Publikationen pro Jahr. Diese Zunahme hat mehrere Gründe: Zum einen hat die Abnahme der Karies in den letzten Jahrzehnten den Erosionen ein Fenster zu ihrer Ausbreitung geöffnet, zum anderen haben sich die Trink- und Ernährungsgewohnheiten geändert. So hat sich der Konsum von Softdrinks in den letzten 20 Jahren verdreifacht. Diese Erhöhung ging mit veränderten Trinkgewohnheiten (schluckweises Trinken, Saugen an den Flaschen, Ziehen des Getränks durch die Zähne) einher, die vor allem von Kindern und Jugendlichen praktiziert werden. Das erhöhte Auftreten von Erosionen kann als logische Konsequenz des Gesagten angesehen werden.

Obwohl dem pH-Wert des Getränkes oder des Lebensmittels ein wichtiger Stellenwert zukommt, ist es falsch, die Ätiologie des multifaktoriellen Geschehens der Erosion nur einem Faktor zuzuschreiben. Das vorliegende Buch, das sowohl für den Studierenden als auch für den in der Praxis tätigen Zahnarzt konzipiert wurde, geht auf diese Aspekte ein. Die auf der Rückseite abgebildete „Checkliste" ist eine Hilfe für das systematische Vorgehen bei der Abklärung und Prävention der dentalen Erosion. Im Kapitel Therapie geht es uns darum, die Vielfalt möglicher Behandlungen aufzuzeigen. Dies wurde erreicht, indem Kliniker aus verschiedenen Universitäten ihre Fälle vorstellen.

Checkliste dentale Erosionen

Befund   BEWE (Basic Erosive Wear Examination)

Ätiologie

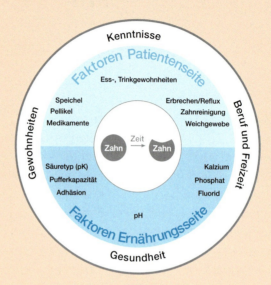

Risikoabklärung
- Ernährungsanamnese
- Frequenz und Menge
- Sport und Beruf
- Speichelwerte
- Reflux
- Bulimie und Anorexie

Prävention
- Kalzium in Speisen und Getränken
- fluorid- und/oder zinnhaltige Prophylaxeprodukte
- Änderung traumatischer Zahnputztechniken
- Gastroenterologie
- psychologische Betreuung

Therapie
- Schutz mit Bondingsystem
- Komposite und Keramik

Nachsorge

Diagnostik der Erosionen

Adrian Lussi, Carolina Ganß und Thomas Jaeggi

Zusammenfassung

Dentale Erosionen sind vor allem im Anfangsstadium schwierig zu diagnostizieren, da die Schmelzoberfläche zu Beginn meist kontinuierlich degradiert. Erst in einer fortgeschritteneren Phase bilden sich Dellen oder/und es kommt zu einer Dentinexposition, sodass die Läsionen klinisch deutlich sichtbar werden. Die Patienten selber werden auf die Läsionen erst aufmerksam, wenn ihre Zähne aufgrund der dünneren Schmelzschicht „gelber" und „kürzer" werden oder wenn sie an Überempfindlichkeiten leiden. Gerade deshalb ist es wichtig, dass der Kliniker sein diagnostisches Auge schärft, sodass erosive Läsionen möglichst früh festgestellt und geeignete präventive Maßnahmen eingeleitet werden können.

Differenzialdiagnostisch müssen Erosionen von anderen Zahnhartsubstanzdefekten unterschieden werden. Erosionen können gleichzeitig mit kariösen Läsionen vorkommen, bilden sich aber nie zur selben Zeit auf denselben Zahnflächen. Erosionen sind ebenfalls von mechanisch verursachten Zahnhartsubstanzdefekten wie Abrasionen und Attritionen zu unterscheiden, wobei es oft zur Überlagerung dieser unterschiedlich verursachten Läsionen kommt.

In diesem Kapitel werden das klinische Erscheinungsbild und die Differenzialdiagnose von Erosionen besprochen. Die 2008 von Bartlett, Ganß und Lussi vorgestellte Untersuchung des Gebisses auf Erosionen (BEWE)[17] stellt eine sinnvolle Möglichkeit dar, Patienten zügig zu screenen und eine Bestandsaufnahme der erosiven Defekte zu machen.

Klinisches Erscheinungsbild

Je nach Lokalisation zeigen Erosionen ein unterschiedliches klinisches Bild. Dieses verändert sich mit dem Fortschreiten des erosiven Prozesses. Es ist schwierig, den Schweregrad der Läsionen abzuschätzen, da sich die Zahnflächen strukturell unterscheiden. So kommt es z. B. bei Erosionen in der Zahnhalsregion oder im Bereich von Vertiefungen schneller zu einer Dentinexposition, weil dort der Schmelz dünner ist. Klinisch erscheint die Läsion in solchen Bereichen ausgeprägter, obwohl unter Umständen genauso viel Zahnsubstanz verloren gegangen ist wie an anderen Stellen, bei denen die Erosionen noch im Schmelz liegen. Pathophysiologisch ist diese Tatsache von Relevanz, weil es wichtig ist zu wissen, wie viel Zahnsubstanz bereits verloren gegangen ist. Nur wenn der Substanzverlust initial abgeschätzt werden kann, ist es überhaupt möglich eine Erfolgskontrolle von eingeleiteten Prophylaxemaßnahmen vorzunehmen. Durch die periodische klinische Erfassung der erosiven Defekte und den Vergleich der Resultate kann der Erfolg von präventiven und eventuell durchgeführten restaurativen/rekonstruktiven Maßnahmen longitudinal beurteilt werden. Diesen Überlegungen trägt die 2008 von Bartlett, Ganß und Lussi vorgestellte klinische Untersuchung (**B**asic **E**rosive **W**ear **E**xamination, BEWE)[17] Rechnung, die weiter unten beschrieben wird. Eine andere Möglichkeit der Verlaufskontrolle der dentalen Erosionen sind periodisch hergestellte Fotos oder Modelle, die verglichen werden können.

Im Unterschied zum Monitoring des gesamten Zahnhartsubstanzverlustes ist aus klinischer Sicht wichtig zu wissen, ob eine Dentinexposition vorliegt oder nicht. Einerseits entstehen für den Patienten mit der Dentinexposition neue Probleme, da meist eine Zahnüberempfindlichkeit auftritt. Andererseits können gerade solche Überempfindlichkeiten für den Kliniker hilfreiche Informationen bezüglich der Aktivität der Läsionen liefern. So kann mit dem Wegfallen von klinischen Symptomen der Erfolg von präventiven Maßnahmen abgeschätzt werden. Zudem weisen Verfärbungen von Dentinarealen auf ein Sistieren des Substanzverlustes hin, was ebenfalls als Erfolgskontrolle dienen kann. Persistieren die Überempfindlichkeiten jedoch und die Dentinareale zeigen sich unverfärbt, so sind dies deutliche Anhaltspunkte für ein Fortschreiten des erosiven Prozesses.

Initiale dentale Erosionen lassen sich klinisch nur schwer diagnostizieren, da der Schmelz flächenhaft demineralisiert wird und klinisch keine Erweichung der Oberfläche feststellbar ist. Vestibuläre Erosionen zeigen im Anfangsstadium eine seidenglänzende, manchmal auch matte Oberfläche, bei weiterem Fortschreiten des Prozesses eine Dellen- und Stufenbildung. Am marginalen Kronenrand persistiert eine Schmelzleiste, welche erhalten bleibt, weil einerseits marginale Plaquerückstände eine Diffusionsbarriere gegen den Säureangriff bilden und andererseits das Sulkus-Fluid eine neutralisierende Wirkung auf die einwirkenden Säuren ausübt.[92] Erosionen an den okklusalen Flächen führen zu abgerundeten, eingedellten Höckern. Dabei reichen die Höckerdefekte oft bis ins Dentin. In fortgeschrittenem Stadium geht das ganze Okklusalrelief verloren. Typisch für okklusale Erosionen sind Füllungsränder, die über die benachbarte Zahnhartsubstanz hinausragen. Eine flächenhafte Entkalkung der Zahnhartsubstanz ist charakteristisch für orale Erosionen. Auch hier kann eine marginale Schmelzleiste persistieren (Abb. 2-1 bis 2-9).

Klinisches Erscheinungsbild

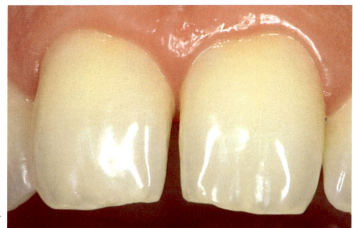

Abb. 2-1 *Initiale vestibuläre Erosionen: Typisch sind die seidenglänzenden, manchmal matten Areale auf der Oberfläche.*

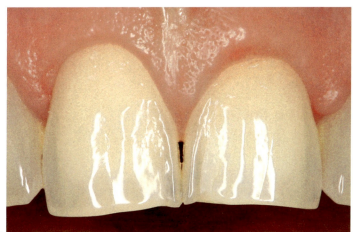

Abb. 2-2 *Vestibuläre Erosionen im Frühstadium: Ausgeprägtere Oberflächendefekte sind sichtbar.*

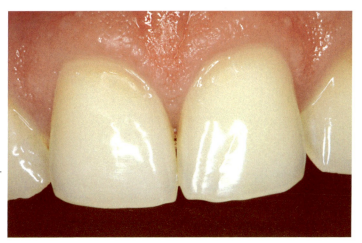

Abb. 2-3 *Fortgeschrittene vestibuläre Erosionen: Flächenhafter Substanzverlust der gesamten Oberfläche. Typisch ist die persistierende zervikale Schmelzleiste am Gingivarand.*

2 Diagnostik der Erosionen

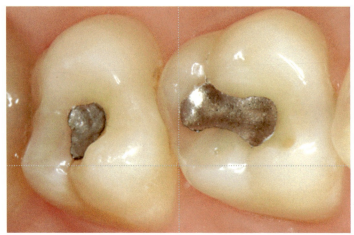

Abb. 2-4 Initiale okklusale Erosion: Beginnende Dellenbildung an den Höckerspitzen. Der flächenhafte Schmelzverlust führt zu überstehenden Füllungsrändern.

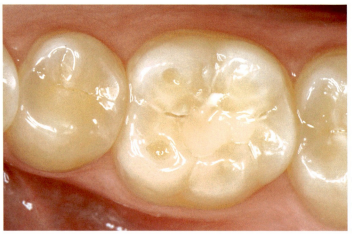

Abb. 2-5 Okklusale Erosion im Frühstadium: Dellenbildung auf den Höckern mit früher Dentinexposition, weniger als 50 % der Zahnfläche sind befallen.

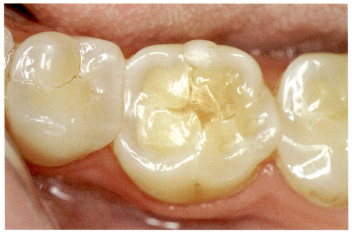

Abb. 2-6 Fortgeschrittene okklusale Erosion mit Totalverlust der Oberflächenmorphologie und breitflächiger Dentinexposition.

Klinisches Erscheinungsbild

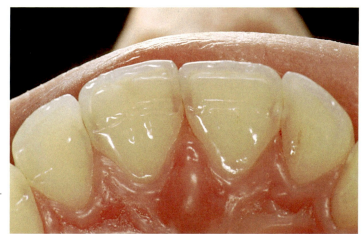

Abb. 2-7 Flächenhafte Entkalkung bei initialen oralen Erosionen. Neben der Erosion zeigen sich Attritionen in Form deutlicher „Einbissrillen".

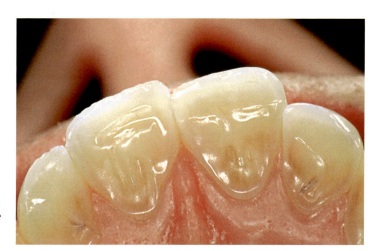

Abb. 2-8 Orale Erosionen im fortgeschrittenen Stadium: Die Verfärbungen deuten auf eine inaktive Situation hin.

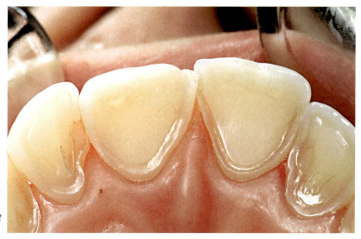

Abb. 2-9 Fortgeschrittene orale Erosionen mit intakter marginaler Schmelzleiste. Das Dentin ist flächenhaft exponiert.

> **Merkmale dentaler Erosionen**
> - seidenglänzende bis matte Oberfläche
> - intakte Schmelzleiste am Gingivarand
> - Füllungen sind höher als die benachbarte Zahnsubstanz
> - veränderte Morphologie der Zähne

Je nach Lokalisation der erosiven Läsionen können Rückschlüsse auf ihre Ursache(n) gezogen werden. Treten die Säureschäden vor allem an den Palatinalflächen der Oberkieferfrontzähne auf, so ist eine Exposition aufgrund endogener Säuren z. B. durch Erbrechen wahrscheinlich. Asymmetrische Erosionen können Indizien für eine Säureexposition während der Nacht aufgrund von gastro-ösophagealem Reflux sein. Da die Patienten oft eine bevorzugte Schlaflage haben und sich die Säure auf einer Seite sammelt, sind die erosiven Defekte in dieser Lokalisation meist ausgeprägter (vgl. Kapitel 4). Das Auftreten von Säureschäden an vestibulären und okklusalen Zahnflächen beobachtet man oft bei exogener Säurezufuhr durch Nahrungsmittel und Getränke.

Differenzialdiagnose

Differenzialdiagnostisch müssen Erosionen von anderen Zahnhartsubstanzdefekten unterschieden werden. In ein und demselben Gebiss können verschiedene Zahnhartsubstanzdefekte gleichzeitig vorkommen. So kann es sein, dass neben kariösen Läsionen auch Erosionen vorhanden sind (Abb. 2-10 bis 2-12). Dabei ist es aber pathophysiologisch nicht möglich, dass die Defekte gleichzeitig an denselben Zahnflächen entstehen. Während Karies durch eine organisierte Plaque gebildet wird, entstehen Erosionen durch direkte Säureeinwirkung. Andere Zahnhartsubstanzdefekte wie Attritionen und Abrasionen sind ebenfalls von Erosionen zu unterscheiden. Solche mechanisch verursachten Defekte zeigen meist scharf abgegrenzte Randbereiche und entstehen durch physiologische und/oder pathologische Einwirkung von Kräften auf die Zahnoberflächen. Häufig zeigt das klinische Bild eine Überlagerung von Erosion, Abrasion und Attrition. Dies ist verständlich, da es bei erosiv vorgeschädigten und damit erweichten Zahnoberflächen schneller zu einem Zahnhartsubstanzverlust kommt (Abb. 2-13 bis 2-16).[12,34,72]

Differenzialdiagnose

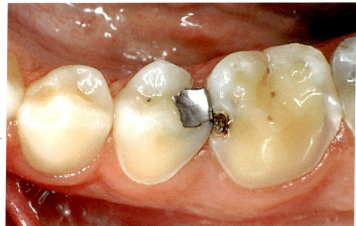

Abb. 2-10 Ausgeprägte vestibuläre Erosionen an den Zähnen 35 und 36 und offene Karies an Zahn 36 mesial. Kariöse und erosive Läsionen können nebeneinander vorkommen, entstehen aber nicht gleichzeitig an denselben Zahnflächen.

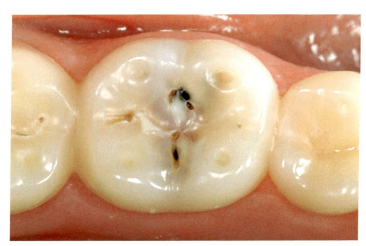

Abb. 2-11 Okklusalfläche von Zahn 46: Erosion und Karies.

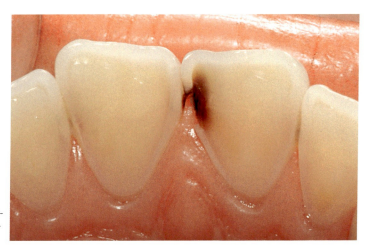

Abb. 2-12 Orale Zahnflächen der Oberkieferinzisiven mit fortgeschrittenen Erosionen und interdentalen kariösen Läsionen.

2 Diagnostik der Erosionen

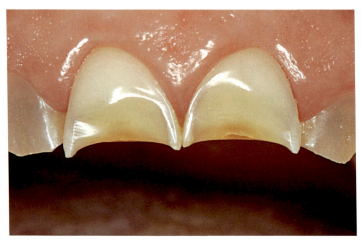

Abb. 2-13 Vestibuläre Erosionen und Attritionen: Durch die mechanische Belastung wird der Substanzverlust der erosiv geschädigten Zahnflächen beschleunigt.

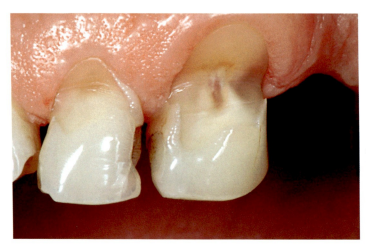

Abb. 2-14 Vestibuläre Abrasionsdefekte verursacht durch inadäquate Zahnbürsttechnik. Im Unterschied zu erosiven Läsionen sind die Ränder scharf begrenzt. Häufig sind durch die Borsten der Zahnbürste verursachte „Putzrillen" sichtbar.

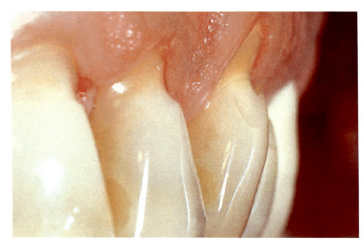

Abb. 2-15 Keilförmige Defekte präsentieren sich im Unterschied zu Erosionen scharf begrenzt. Häufig sind Überlagerungen von Erosionen und Abrasionen klinisch feststellbar.

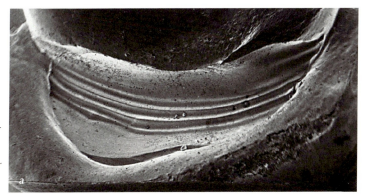

Abb. 2-16a Rasterelektronenmikroskopische Aufnahme eines keilförmigen Defektes. Deutlich sichtbar sind die scharfen Ränder und die Rillen verursacht durch die Borsten der Zahnbürste.

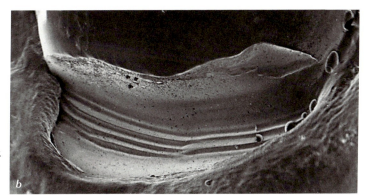

Abb. 2-16b Gleicher Fall wie Abbildung 2-16a, 4 Jahre später. Aufgrund inadäquater Putztechnik ging weitere Zahnsubstanz verloren.

Basic Erosive Wear Examination (BEWE)

Sobald Erosionen klinisch festgestellt werden oder Anzeichen für ein erhöhtes Erosionsrisiko vorhanden sind, sollte beim Patienten eine genaue Abklärung durchgeführt werden. Die von Bartlett, Ganß und Lussi kürzlich vorgestellte Kurzuntersuchung (Basic Erosive Wear Examination, BEWE)[17] eignet sich gut dazu, Erosionen zu quantifizieren (Tab. 2-1 und 2-2).

Die BEWE ermöglicht eine Beurteilung der Säureschäden eines Gebisses mit geringem Zeitaufwand. Sie ist einfach zu erlernen und unterstützt den Untersucher bei der Planung des weiteren Managements des Patienten (Tab. 2-3). Mit Ausnahme der dritten Molaren werden alle Zähne jeweils vestibulär, okklusal und oral auf Säureschäden untersucht.

Bei den Empfehlungen zum Management der Patienten handelt es sich nicht um strikte Richtlinien, da die Meinungen

Tabelle 2-1   BEWE: Erosive Defekte einer Zahnfläche werden in vier Schweregrade eingeteilt.

Grad	Klinisches Erscheinungsbild
0	Kein erosiver Zahnhartsubstanzverlust
1	Beginnender Verlust der Oberflächenstruktur
2*	Klar ersichtlicher Verlust von Zahnhartsubstanz; < 50 % der Oberfläche
3*	Ausgeprägter Verlust von Zahnhartsubstanz; > 50 % der Oberfläche

* Bei Grad 2 und 3 ist oft Dentin exponiert.

Tabelle 2-2   BEWE: Pro Sextant wird der höchste Wert notiert.

BEWE-Erfassung			
Höchster Grad 1. Sextant (17–14)	Höchster Grad 2. Sextant (13–23)	Höchster Grad 3. Sextant (24–27)	
Höchster Grad 6. Sextant (44–47)	Höchster Grad 5. Sextant (33–43)	Höchster Grad 4. Sextant (37–34)	Summe

Tabelle 2-3   BEWE: Die Summe dieser Werte definiert den Schweregrad der Säureschäden und ergibt eine Empfehlung für das weitere Management des Patienten.

Schweregrad der Erosionen	Summe aller Sextanten	Management
nihil	≤ 2	• Aufklärung und Überwachung • Wiederholung der BEWE alle 3 Jahre
gering	3–8	• Mundhygieneinstruktion; Ernährungsabklärung und Beratung, Reflux?; Aufklärung und Überwachung; momentane Situation mit Modellen und Fotos festhalten • Wiederholung der BEWE alle 2 Jahre
mittel	9–13	• wie oben • zusätzlich Empfehlung von Fluoridierungsmaßnahmen; Erhöhung der Widerstandsfähigkeit der Zahnhartsubstanz • Restaurative Maßnahmen in Betracht ziehen • Wiederholung der BEWE alle 6 bis 12 Monate
hoch	≥ 14	• wie oben • zusätzlich spezielle Betreuung bei schnellem Fortschreiten der Erosionen; restaurative Maßnahmen • Wiederholung der BEWE alle 6 bis 12 Monate

der Experten diesbezüglich stark voneinander abweichen und zusätzlich gesellschaftliche Aspekte eine Rolle spielen.

Die BEWE berücksichtigt den gesamten Substanzverlust der Zahnoberfläche. Obwohl bei den Schweregraden 2 und 3 häufig Dentin freiliegt, wird auf die Beurteilung „Dentinexposition" bei der BEWE im Prinzip verzichtet. Einerseits ist diese Beurteilung schwierig, und andererseits korreliert ein Dentinbefall nicht in allen Fällen mit dem Schweregrad eines Defektes, da die Schmelzschicht nicht überall gleich dick ist. Im Zahnhalsbereich oder im Bereich von Vertiefungen wird das Dentin viel schneller exponiert. Mit dem Verzicht wird eine Fehlerquelle bei der Beurteilung eliminiert und der Vergleich der Daten verschiedener Untersucher erleichtert. Zudem kann dieser Index sowohl am Patienten selbst als auch an Modellen oder Photos angewendet werden.

Das Wiederholungsintervall der BEWE ist abhängig vom Schweregrad der erosiven Läsionen und von individuellen Risikofaktoren. Bei Patienten mit großer intrinsischer und/oder extrinsischer Säureexposition sollte eine Wiederholung halbjährlich erfolgen. In den übrigen Fällen genügt ein Intervall von 12 Monaten oder mehr.

Klinische Beispiele der BEWE

Fall 1 (Abb. 2-17a–e)

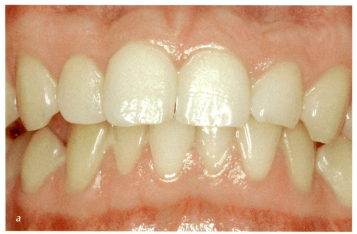

Abb. 2-17a In der vestibulären Ansicht (2. und 5. Sextant) ist kein Zahnhartsubstanzverlust sichtbar: **Grad 0.**

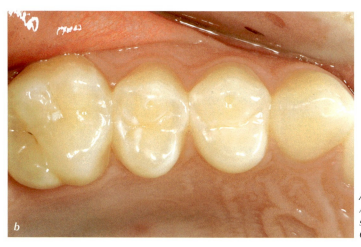

Abb. 2-17b In der okklusalen Ansicht des 1. Sextanten zeigt sich ein beginnender Verlust der Oberflächenstruktur: **Grad 1.**

Klinische Beispiele der BEWE

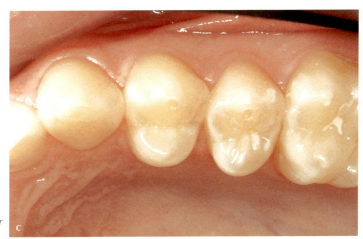

Abb. 2-17c In der okklusalen Ansicht des 3. Sextanten zeigt sich ein beginnender Verlust der Oberflächenstruktur: **Grad 1**.

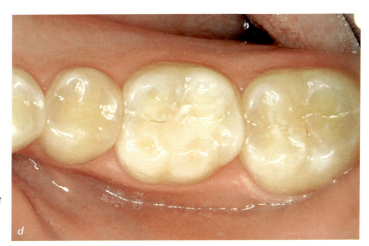

Abb. 2-17d In der okklusalen Ansicht des 4. Sextanten zeigt sich ein klar ersichtlicher Verlust von Zahnhartsubstanz (< 50 % der Oberfläche) an Zahn 36: **Grad 2**.

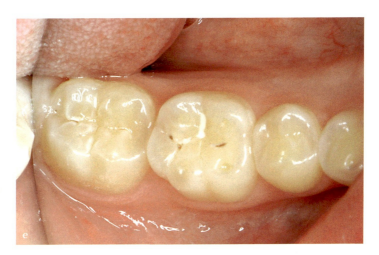

Abb. 2-17e In der okklusalen Ansicht des 6. Sextanten zeigt sich ein Verlust von Zahnhartsubstanz (< 50 % der Oberfläche) an Zahn 46: **Grad 2**.

2 Diagnostik der Erosionen

BEWE			Fall 1
1 1. Sextant (17–14)	0 2. Sextant (13–23)	1 3. Sextant (24–27)	
2 6. Sextant (44–47)	0 5. Sextant (33–43)	2 4. Sextant (37–34)	6 Summe
→ Patient mit **Schweregrad = gering**			

Fall 2 (Abb. 2-18a–g)

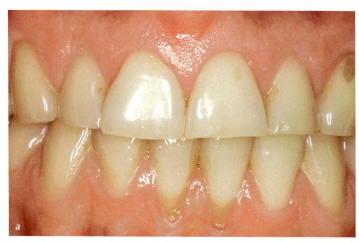

Abb. 2-18a In der vestibulären Ansicht (3./5. Sextant) ist ein klar ersichtlicher Verlust von Zahnhartsubstanz (< 50 % der Oberfläche) zu erkennen: **Grad 2**.

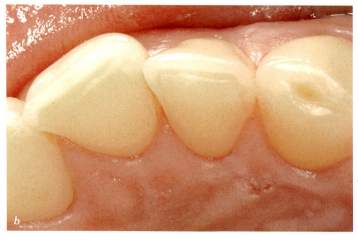

Abb. 2-18b Die Detailaufnahme der oralen und inzisalen Flächen (3. Sextant) zeigen einen schweren Verlust von Zahnhartsubstanz (≥ 50 % der Oberfläche): **Grad 3**.

Klinische Beispiele der BEWE

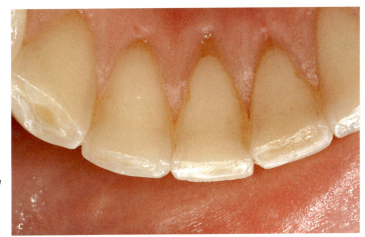

Abb. 2-18c Die Detailaufnahme der oralen und inzisalen Flächen (5. Sextant) zeigt einen Verlust von Zahnhartsubstanz (< 50 % der Oberfläche): **Grad 2**.

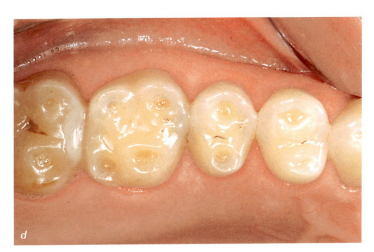

Abb. 2-18d Ein schwerer Verlust von Zahnhartsubstanz (≥ 50 % der Oberfläche) zeigt sich im 1. Sextanten: **Grad 3**.

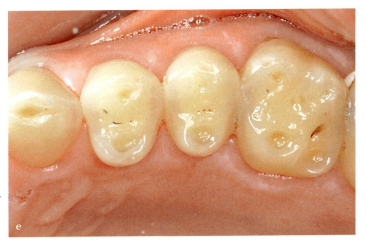

Abb. 2-18e Auch im 3. Sextanten gingen mehr als 50 % der Oberflächenstruktur verloren: **Grad 3**.

2 Diagnostik der Erosionen

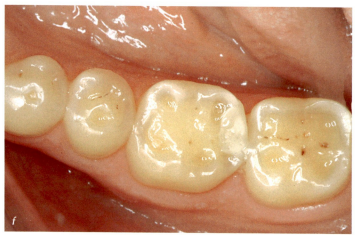

Abb. 2-18f Der 4. Sextant zeigt ebenfalls fortgeschrittene Läsionen (≥ 50 % der Oberfläche): **Grad 3**.

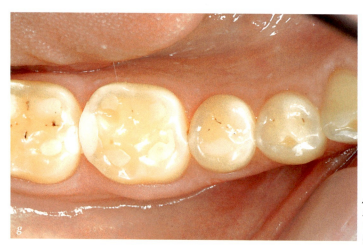

Abb. 2-18g Im 6. Sextanten zeigt sich ebenfalls ein schwerer Verlust von Zahnhartsubstanz (≥ 50 % der Oberfläche): **Grad 3**.

BEWE			Fall 2
3 1. Sextant (17–14)	3 2. Sextant (13–23)	3 3. Sextant (24–27)	
3 6. Sextant (44–47)	3 5. Sextant (33–43)	3 4. Sextant (37–34)	18 Summe

→ Patient mit **Schweregrad = hoch**

Beachte: Es sind immer sämtliche Zahnflächen (vestibulär/okklusal-inzisal/oral) aller Sextanten zu beurteilen und einzubeziehen!

Prävalenz, Inzidenz und Lokalisation der Erosionen

Thomas Jaeggi und Adrian Lussi

Zusammenfassung

Die Häufigkeit und der Schweregrad von dentalen Erosionen scheinen seit einigen Jahren zuzunehmen. Allerdings ist es sehr schwierig, die verschiedenen epidemiologischen Studien miteinander zu vergleichen, da oft unterschiedliche Untersuchungsmethoden angewandt wurden und die untersuchten Patientengruppen sich kaum entsprachen. Inzidenzstudien sind selten.[37,42,53,97,120] Es fällt auf, dass in jüngeren Populationen die Prävalenz von dentalen Erosionen häufig höher liegt als bei untersuchten Gruppen mit höherem Durchschnittsalter. Mit zunehmendem Alter dieser jetzt noch jungen Patienten muss mit einer Progression der Läsionen gerechnet werden. Dies wiederum bedeutet, dass in Zukunft mit einer Zunahme von dentalen Erosionen in den Bevölkerungsgruppen jedes Alters zu rechnen ist. Dementsprechend müssen frühzeitig präventive Maßnahmen ergriffen werden, um das Auftreten und die Progression von dentalen Erosionen möglichst zu verhindern oder zumindest zu verlangsamen. Neben Daten zur Prävalenz und Inzidenz von dentalen Erosionen wird in diesem Kapitel anhand von klinischen Fällen und Studien die Progression und Lokalisation dieser Läsionen diskutiert.

Prävalenz der Erosionen

Verschiedene epidemiologische Studien untersuchten das Auftreten und den Schweregrad von dentalen Erosionen in gewissen Altersgruppen. Dabei unterschieden sich die Untersuchungsmethoden und die angewandten Indizes erheblich, was einen Vergleich der Resultate nur bedingt zulässt. Ein wichtiger Unterschied in den angewandten Messmethoden betraf die Anzahl der untersuchten Zähne je Proband. Während einige Studien alle Zähne und Zahnflächen prüften,[2,10,13,25,42,73,74,85,96,97,109,112,119,120,138,160,168,172] wurde in anderen Arbeiten nur ein Teil der Zähne, z. B. die Frontzähne und ersten Molaren, untersucht.[5,16,27,35,38,37,43,62,77,83,88,152,153,170,173] Außerdem gibt es deutlich mehr Untersuchungen an Kindern und Jugendlichen als an Erwachsenen. Dieser Umstand ist vermutlich auf die einfachere Verfügbarkeit der Daten durch Erhebungen in Schulen zurückzuführen.

Tabelle 3-1 *Prävalenz der Erosionen nach Alter (betroffene Personen).*

2–5 Jahre:	6–50 %
5–9 Jahre:	14 % (permanente Dentition)
9–17 Jahre:	11–100 %
18–88	4–82 %

Verschiedene Untersuchungen an Kindern im Vorschulalter (2 bis 5 Jahre) zeigten bei 6–50 % der Individuen bereits Erosionen an Milchzähnen.[5,62,88,109] Wiegand et al.[168] untersuchten 463 Kinder im Alter zwischen 2 und 7 Jahren. Sie fanden bei 32 % der Kinder mindestens einen Zahn mit Erosion. Dabei nahm die Anzahl betroffener Kinder mit dem Alter zu: 23,8 % der 2- bis 3-Jährigen, 27,4 % der 4-Jährigen, 30,4 % der 5-Jährigen und 39,5 % der 6- bis 7-Jährigen zeigten mindestens eine Erosion.

Schulkinder im Alter zwischen 5 und 9 Jahren weisen bereits in 14 % der Fälle erosive Läsionen an permanenten Zähnen auf.[73] In einer anderen Gruppe von Kindern zwischen 5 und 15 Jahren wurden bei 25 % Läsionen an den permanenten Zähnen gefunden. Mindestens einen Zahn mit Erosion zeigten 68 % der Probanden.[83] Truin et al.[152] untersuchten altersgleiche Kinder in den Jahren 2002 und 2005. Sie fanden bei den 12-Jährigen keine Veränderung des Auftretens von Erosionen. In beiden Jahren waren 24 % betroffen. Resultate einer anderen Studie mit Kindern zwischen 12 und 14 Jahren zeigten eine Prävalenz von 67 %, wobei 45 % leichte und 22 % mittlere Läsionen waren.[43] Schulkinder im Alter zwischen 13 und 14 Jahren zeigten in 34 % der Fälle Erosionen im Schmelz.[13] Fasst man weitere Studien zusammen, in denen Kinder zwischen 9 und 17 Jahren untersucht wurden, so liegt die Erosionsprävalenz zwischen 11 und 100 %.[2,10,16,25,27,35,37,39,42,53,85,112,120,153,160,170]

Untersuchungen an Erwachsenen im Alter zwischen 18 und 88 Jahren zeigten Prävalenzdaten zwischen 4 und 82 %.[74,77,96,97,138,172] (Tab. 3-1)

Inzidenz der Erosionen

Inzidenzstudien sind sehr selten. Ganß et al.[53] untersuchten kieferorthopädische Ausgangsmodelle von 1000 Kindern (mittleres Alter: 11,4 Jahre). Nach 5 Jahren wurden die Schlussmodelle von 265 Kindern untersucht. Kinder, die bereits im Milchgebiss Erosionen aufwiesen, zeigten ein signifikant größeres Risiko für die Entstehung von Erosionen an der permanenten Dentition (relatives Risiko 3,9). Dabei stieg die Anzahl der Kinder mit moderaten Läsionen an den bleibenden Zähnen innerhalb der 5 Jahre von 5,3 auf 23 %, die Anzahl der Kinder mit fortgeschrittenen Läsionen von 0,4 auf 1,5 %.

Eine Untersuchung an 622 Kindern im Alter zwischen 10 und 12 Jahren (mittleres Alter: 11,9 Jahre) ergab bei 32,2 % Erosionen. Die Nachuntersuchung nach 1,5 Jahren ergab eine Zunahme der Anzahl der von Erosionen betroffenen Kinder auf 42,8 %. Die Prävalenz von ausgeprägten Schmelzerosionen oder Erosionen mit Dentinbeteiligung stieg von 1,8 auf 13,3 %. Von den Kindern, die zu Beginn keine Erosionen aufwiesen, entwickelten 24,2 % Erosionen. Eine Erosionsprogression, d. h. eine Zunahme der Läsionstiefen und/oder der Anzahl der Läsionen, zeigten 61 % der Kinder. Dabei waren Knaben häufiger betroffen als Mädchen.[42]

In einer anderen Studie wurden 73 Mädchen im Alter von 12 Jahren untersucht. Die Resultate zeigten bei 68 % Erosionen. Nach 1,5 Jahren wurden 65 Mädchen nachuntersucht, wobei bereits 95 % von ihnen erosive Läsionen aufwiesen. Auch die Anzahl der betroffenen Zähne pro Kind stieg innerhalb dieser Zeit von 2,2 auf 5,6.[120]

Dugmore und Rock[37] untersuchten Kinder im Alter von 12 Jahren und 2 Jahre später (n = 1308). Es zeigte sich eine Inzidenz der Erosionen von 12,3 %, wobei 56,3 % der 12-Jährigen und 64,1 % der 14-Jährigen Erosionen aufwiesen. Die tiefen Schmelzerosionen nahmen innerhalb der 2 Jahre von 4,9 auf 13,1 %, diejenigen mit Dentinbeteiligung von 2,4 auf 8,7 % zu.

> Erosionen nehmen mit dem Alter zu (Zunahme der Anzahl betroffener Personen und der Anzahl der Läsionen). Im höheren Alter kommt es zu einer stärkeren Progression der Läsionen.

Lussi und Schaffner[97] untersuchten die Progression von Erosionen bei Erwachsenen. Fünfundfünfzig Personen wurden 6 Jahre nach der ersten Befundaufnahme nachkontrolliert. Es zeigte sich eine signifikante Progression der Erosionen. Während zu Beginn 7 % der jüngeren Gruppe (Alter 26 bis 30 Jahre) okklusale Erosionen ohne Dentinbeteiligung aufwiesen, zeigten nach 6 Jahren 25 % solche Läsionen. Die Läsionen mit Dentinbeteiligung nahmen okklusal von 3 auf 8 % zu. Bei der älteren Gruppe (Alter 46 bis 50 Jahre) stieg der Anteil der Schmelzläsionen von 9 auf 22 %, der Anteil der Dentinläsionen von 8 auf 26 %. Vestibuläre Läsionen waren seltener, stiegen aber in beiden Altersgruppen ebenfalls an. Orale Läsionen traten nur in der älteren Gruppe auf, waren selten und zeigten keine Progression (Tab. 3-2).

Tabelle 3-2 Inzidenz der Erosionen.

Neu betroffene Personen pro Jahr	
10- bis 16-Jährige:	3–18 %
Zunahme des Schweregrads pro Jahr	
26- bis 36-Jährige:	1 %
46- bis 56-Jährige:	3 %

Klinische Fallbeispiele zur Progression von Erosionen

Im Folgenden werden klinische Fälle vorgestellt, die über mehrere Jahre beobachtet wurden. Bei allen Fällen wurde versucht, die Ursache der Säureschäden nach deren Diagnose zu beseitigen. Hierzu wurde die Einnahme von sauren Nahrungsmitteln und Getränken wo nötig reduziert; traten endogene Ursachen auf, wurden diese medikamentös behandelt. Alle Patienten zeigten eine normale Speichelfließrate, sodass in dieser Hinsicht keine Maßnahmen eingeleitet werden mussten. Es wurden regelmäßige Fluoridapplikationen zur Bildung eines schützenden Kalziumfluorid-Präzipitates auf den Zahnoberflächen empfohlen.

Fall 1: Männlicher Patient, Vergleich der Bissflügel-Röntgenbilder im Alter zwischen 10 und 34 Jahren (Abb. 3-1)

Ursache: Häufiger Konsum von frisch gepresstem Orangen- und Zitronensaft sowie von Früchten im Alter zwischen 22 und 32 Jahren, Speichelfließrate normal. Areale, die in einer gewissen Zeitspanne eine deutliche Progression zeigen, sind markiert.

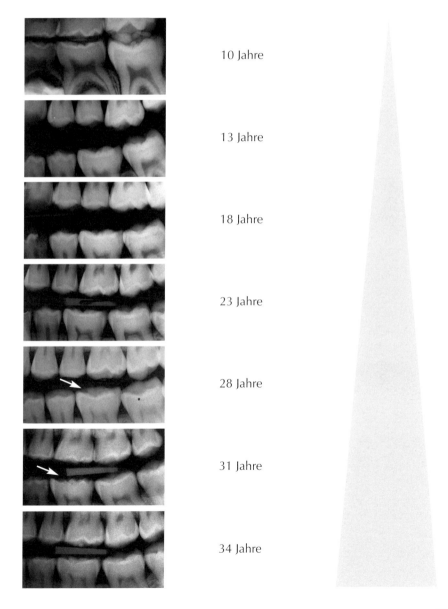

Abb. 3-1

10 Jahre

13 Jahre

18 Jahre

23 Jahre

28 Jahre

31 Jahre

34 Jahre

Fall 2: **Männlicher Patient, Vergleich der klinischen Situation im Alter zwischen 21 und 23 Jahren** (Abb. 3-2)

Ursache: Moderater gastro-ösophagealer Reflux, kein übermäßiger Konsum von sauren Nahrungsmitteln und Getränken, Speichelfließrate normal. Areale, die in einer gewissen Zeitspanne eine deutliche Progression zeigen, sind markiert.

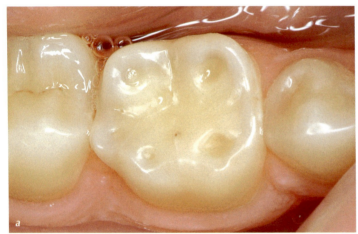

Abb. 3-2a 21 Jahre.

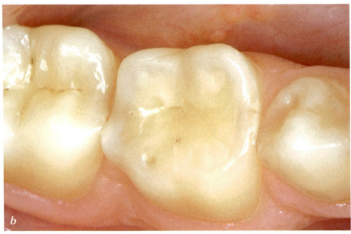

Abb. 3-2b 21,5 Jahre, Versorgung mit Komposit.

Klinische Fallbeispiele zur Progression von Erosionen

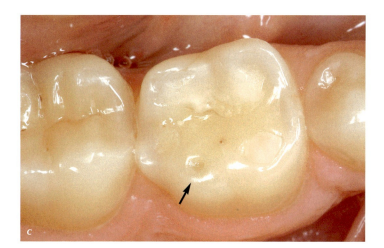

Abb. 3-2c   22 Jahre.

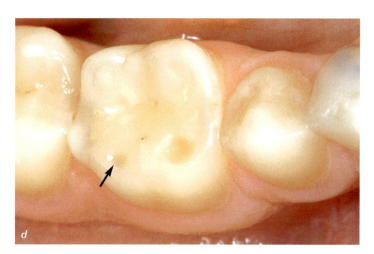

Abb. 3-2d   23 Jahre.

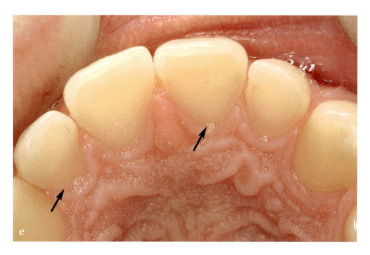

Abb. 3-2e   21 Jahre.

3 Prävalenz, Inzidenz und Lokalisation der Erosionen

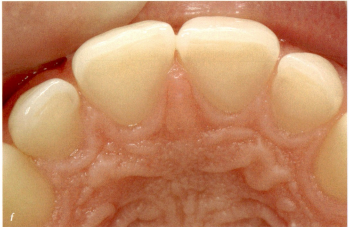

Abb. 3-2f 21,5 Jahre.

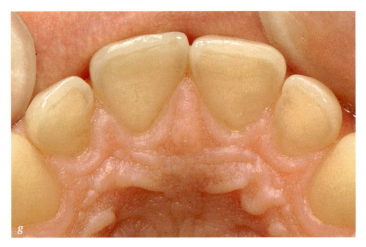

Abb. 3-2g 22 Jahre.

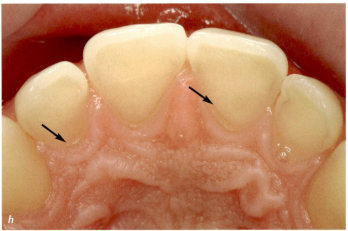

Abb. 3-2h 23 Jahre.

Klinische Fallbeispiele zur Progression von Erosionen

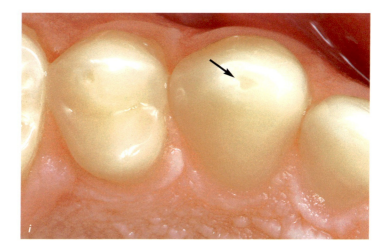

Abb. 3-2i 21 Jahre.

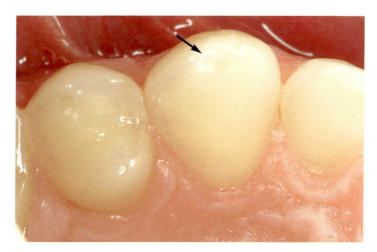

Abb. 3-2j 23 Jahre.

3 Prävalenz, Inzidenz und Lokalisation der Erosionen

Fall 3: **Männlicher Patient, Vergleich der klinischen Situation im Alter zwischen 11 und 18 Jahren** (Abb. 3-3)

Ursache: Gastro-ösophagealer Reflux während der Nacht, vor allem im Alter zwischen 11 und 14 Jahren, der medikamentös behandelt wurde; kein übermäßiger Konsum von sauren Nahrungsmitteln und Getränken; Speichelfließraten normal. Areale, die in einer gewissen Zeitspanne eine deutliche Progression zeigen, sind markiert.

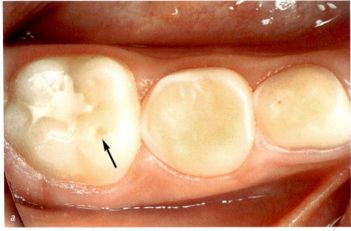

Abb. 3-3a 11 Jahre.

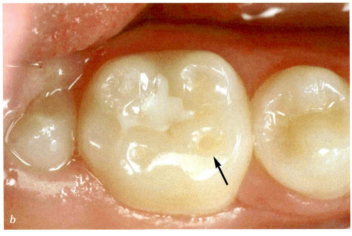

Abb. 3-3b 13 Jahre.

Klinische Fallbeispiele zur Progression von Erosionen

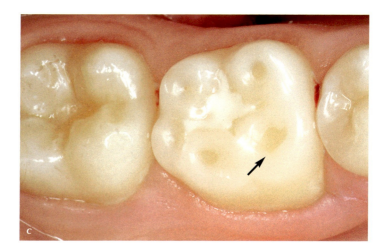

Abb. 3-3c 13,5 Jahre.

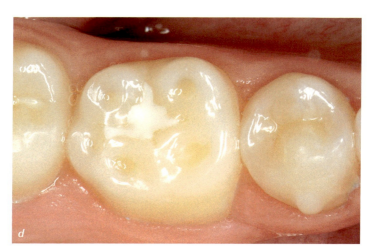

Abb. 3-3d 14 Jahre.

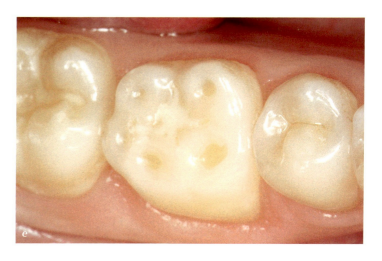

Abb. 3-3e 18 Jahre.

3 Prävalenz, Inzidenz und Lokalisation der Erosionen

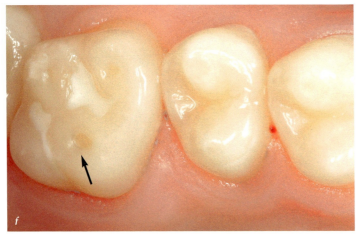

Abb. 3-3f 13,5 Jahre.

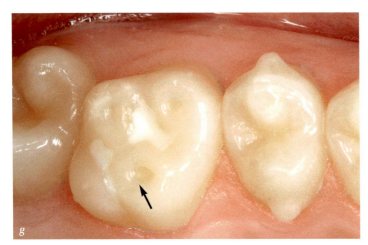

Abb. 3-3g 14 Jahre.

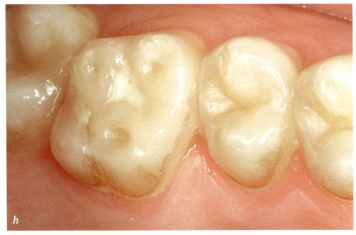

Abb. 3-3h 18 Jahre.

Fall 4: Männlicher Patient, Vergleich der klinischen Situation im Alter zwischen 29 und 34 Jahren (Abb. 3-4)

Ursache: Gastro-ösophagealer Reflux, der medikamentös behandelt wurde; übermäßiger Konsum von sauren Nahrungsmitteln und Getränken; Speichelfließraten normal. Areale, die in einer gewissen Zeitspanne eine deutliche Progression zeigen, sind markiert.

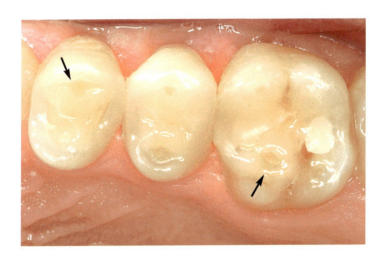

Abb. 3-4a 29 Jahre.

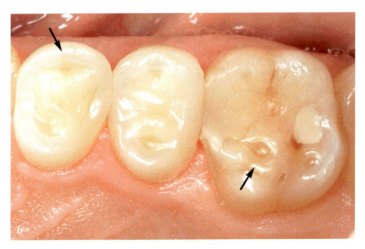

Abb. 3-4b 34 Jahre.

3 Prävalenz, Inzidenz und Lokalisation der Erosionen

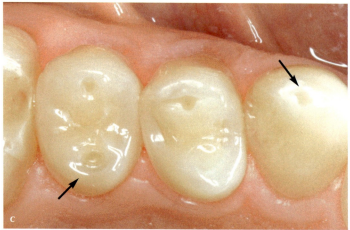

Abb. 3-4c 29 Jahre.

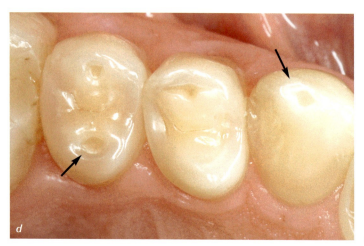

Abb. 3-4d 34 Jahre.

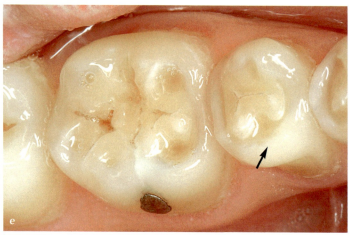

Abb. 3-4e 29 Jahre.

Lokalisation der erosiven Läsionen

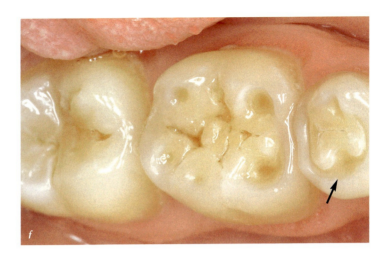

Abb. 3-4f 34 Jahre.

Lokalisation der erosiven Läsionen

An dieser Stelle wird nur auf die Lokalisation von Erosionen bei Erwachsenen eingegangen. Die Lokalisation der Erosionen bei Kindern und Jugendlichen wird in Kapitel 6 abgehandelt.

Lokalisation an Zahnflächen

Bei Erwachsenen sind am häufigsten die okklusalen Zahnflächen von Erosionen betroffen.[55,74,97,160] In dieser Lokalisation zeigen sich etwa 4-mal mehr Läsionen als an vestibulären Flächen. Das Auftreten von oralen Erosionen ist selten.[97]

Lokalisation an Zähnen

Okklusale Erosionen findet man gehäuft an den Molaren beider Kiefer, wobei die Sechsjahrmolaren des Unterkiefers am stärksten betroffen sind. Vestibuläre Erosionen treten meist im Eckzahn-Prämolaren-Bereich sowohl des Ober- als auch des Unterkiefers auf, gefolgt von der Oberkieferfront und den Molarenflächen im Ober- und Unterkiefer. Die seltener vorkommenden oralen Erosionen findet man stark gehäuft an den Zahnflächen der Oberkieferinzisiven und Eckzähne (Abb. 3-5 bis 3-7).[55,74,96,97]

Häufigkeit von Erosionen an Zahnflächen

okklusal >> vestibulär > oral

3 Prävalenz, Inzidenz und Lokalisation der Erosionen

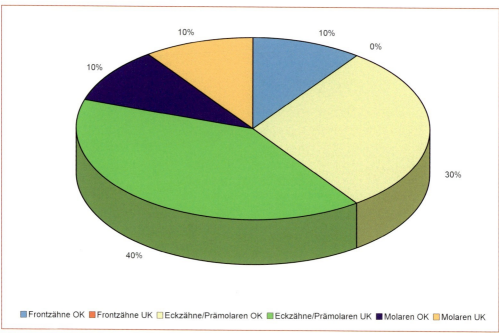

Abb. 3-5 Verteilung der vestibulären Erosionen bei Patienten im Alter zwischen 18 und 63 Jahren.[55,74,96,97]

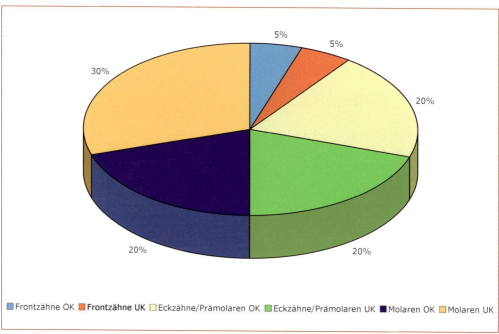

Abb. 3-6 Verteilung der okklusalen Erosionen bei Patienten im Alter zwischen 18 und 63 Jahren.[55,74,96,97]

Lokalisation der erosiven Läsionen

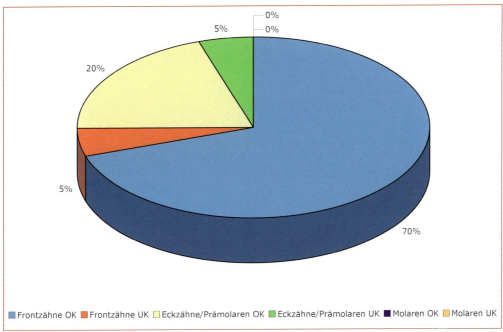

Abb. 3-7 Verteilung der oralen Erosionen bei Patienten im Alter zwischen 18 und 63 Jahren.[55,74,96,97]

Von Erosionen am meisten betroffene Zähne nach Zahnflächen

vestibulär: Eckzähne/Prämolaren OK/UK

okklusal: Molaren UK

oral: Inzisiven OK

Kapitel 4

Ätiologie und Risikoabklärung

Adrian Lussi und Thomas Jaeggi

Zusammenfassung

Dieses Kapitel geht auf die verschiedenen exogenen und endogenen Faktoren ein, die einerseits zu Erosionen führen, aber andererseits auch vor Erosionen schützen können. Es wird dargelegt, dass nicht der pH-Wert allein, sondern das Zusammenspiel mit anderen Faktoren für die Erosivität eines Getränkes oder einer Speise wichtig ist. Die Unterteilung in Faktoren auf der Patientenseite, Faktoren auf der Ernährungsseite und allgemeine Faktoren hat sich dabei bewährt.

Ätiologie

Dentale Erosionen haben wie Karies eine multifaktorielle Ätiologie. Schützende und fördernde Faktoren sind zu beachten. Abbildung 4-1 gibt eine Übersicht über die Faktoren auf der Patienten- und auf der Ernährungsseite. Der Prozess wird durch weitere allgemeine Faktoren, die im äußeren Kreis dargestellt sind, modifiziert.

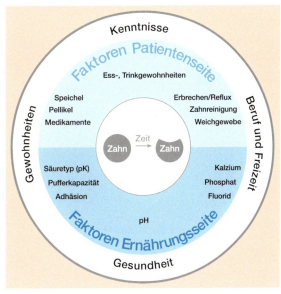

Abb. 4-1 Die verschiedenen Faktoren für die Entstehung dentaler Erosionen.

Faktoren auf der Patientenseite

Ess- und Trinkgewohnheiten

Die Art der Aufnahme der erosiven Nahrungsmittel oder Getränke (schluckweise, saugend, mit/ohne Trinkhalm) bestimmt die Dauer sowie die Lokalisation des Säureangriffes und damit das Erscheinungsbild der Erosionen.[40,78,108] Die Häufigkeit und Dauer von Säureangriffen sind von entscheidender Bedeutung für die Zahnhartsubstanzzerstörung und damit auch für das Ergreifen von Prophylaxemaßnahmen. Der Kontakt der Zähne mit Säuren während der Nacht kann infolge der verminderten Speichelproduktion zu Erosionen führen. So kommt es zum Beispiel durch die Aufnahme von säurehaltigen, süßen Getränken, wie manche Kleinkinder sie während der Nacht aus ihren Fläschchen trinken, neben der Kariesbildung zu massiven erosiven Zahnhartsubstanzdestruktionen.

Reflux, Bulimie, Anorexie

Gastro-ösophagealer Reflux (GOR)

Der pH des Mageninhaltes variiert mit der aufgenommen Nahrung, liegt jedoch nüchtern meist zwischen 0,8 und 2,0. Neben Salzsäure sind Enzyme wie Pepsin sowie Gallensäuren weitere Bestandteile des Magensaftes, die auch für die Erosion des Dentins eine Rolle spielen. Prädisponierend für GOR sind Zustände, die den intraabdominalen Druck erhöhen (z. B. Adipositas, Obstipation), diaphragmale Hiatushernien und Sphinkter-relaxierende Medikamente (z. B. Nitrate, Ca-Antagonisten).

Gastro-ösophagealer Reflux ist eine der häufigsten gastroenterologischen Diagnosen, mit ähnlicher Prävalenz bei Erwachsenen und Kindern.[131,146,154] Ungefähr 7–10 % der Bevölkerung haben täglich störendes Sod- oder Magenbrennen, saures Aufstoßen oder Regurgitationen. Schon Kinder im Alter von einem Jahr zeigen in 8 % der Fälle Reflux.[124]

> Gastro-ösophagealer Reflux kommt bei Kindern und Erwachsenen in etwa 10 % der Fälle vor und führt oft zu erosiven Zahnschäden.

Nicht jeder pathologisch vermehrte Reflux löst Symptome aus. Über 50 % der Patienten mit GOR zeigen erosive Mukosaschäden des Ösophagus (Refluxösophagitis), aber 40 % dieser Patienten mit Refluxösophagitis geben keine eindeutigen Refluxbeschwerden an.[24,68,131,149,161] Hieraus geht hervor, dass durch Reflux bedingte Gewebsschäden im oberen Verdauungstrakt auch ohne typische Symptome häufig sind. Charakteristische Refluxsymptome sind in Tabelle 4-1 aufgeführt.

Nach Ausschluss extrinsischer Ursachen werden meist intrinsische Faktoren, wie häufiges Erbrechen und gastroösophagealer Reflux, als Ursache für die dentalen Erosionen vermutet.

Tabelle 4-1 Mögliche Symptome bei gastro-ösophagealem Reflux.

- Dentale Erosionen
- Saures Aufstoßen, Regurgitation
- Sodbrennen („Magenbrennen")
- Epigastrische Schmerzen, vor allem nach gewissen Speisen (Wein, Zitrussäfte, Essigsaucen, stark fetthaltige Speisen, Tomaten, Pfefferminz u. a.)
- Saurer oder bitterer morgendlicher Geschmack im Mund
- Schmerzhafter Schluckauf (Odynophagie) oder Missempfindungen hinter dem Brustbein (Dysphagie)
- Übelkeit
- Erbrechen
- Husten
- Chronische respiratorische Symptome (Asthma, Dyspnoe)

Die Patienten bemerken ihr Leiden oft erst, wenn aufgrund fortgeschrittener Erosionen thermosensible Zähne vorhanden sind. Andere Symptome sind Magenschmerzen, Brennen oder Schmerzen im Ösophagus-/Rachen-Bereich, Säuregefühl oder bitterer Geschmack im Mund. Epigastrische Schmerzen nach dem Genuss von Wein, Zitrusfrüchten oder stark fetthaltigen Speisen deuten ebenfalls auf gastro-ösopagealen Reflux hin (Tab. 4-1). Da die Patienten ihr Aufstoßen oft als normal betrachten, müssen sie bei Verdacht direkt gefragt werden. In diesem Zusammenhang ist zu beachten, dass saures Aufstoßen häufig schon bei Kindern zu beobachten ist.

Die wesentlichen diagnostischen Möglichkeiten bestehen in der Quantifizierung von saurem gastro-ösophagealem Reflux und dem Nachweis eines inkompetenten unteren Ösophagussphinkters oder von Sekundärschäden durch Reflux. Saurer gastro-ösophagealer Reflux wird am zuverlässigsten durch eine ambulante 24-Stunden-Messung des Säurerückflusses festgestellt.[20,81,139] Bei dieser 24-Stunden-pH-Metrie wird eine dünne Sonde transnasal in den Ösophagus eingeführt. Der eingebaute pH-Sensor wird 5 cm oberhalb des Ösophagussphinkters platziert und misst und speichert über 24 Stunden kontinuierlich den pH-Wert. Die Patienten führen ein Tagebuch zur Korrelation des Refluxes mit den Symptomen und/oder der Ernährung. Gastro-ösophagealer Reflux mit Regurgitation während des Schlafes kann zu gravierenden erosiven Läsionen führen. Durch die Schlafgewohnheiten sind sie oft asymmetrisch verteilt (Abb. 4-2).

> Asymmetrisch verteilte Erosionen deuten auf nächtlichen Reflux bei Bevorzugung einer Schlafseite hin.

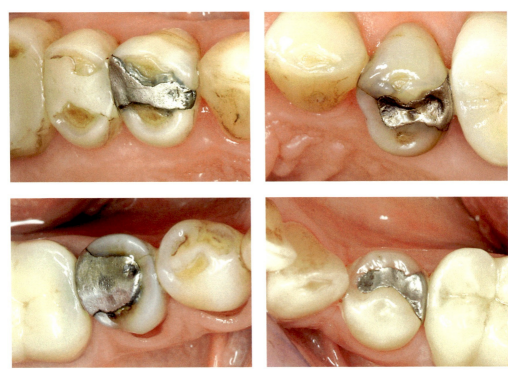

Abb. 4-2 Asymmetrische (Links-rechts-)Verteilung der Erosionen bei Reflux, bedingt durch einseitige Schlafstellung.

Bulimie, Anorexie

Andere Risikofaktoren auf der Patientenseite sind Anorexia und Bulimia nervosa mit häufigem Erbrechen. Die Prävalenz von Bulimia nervosa bei 18- bis 35-jährigen Frauen in den westlichen Industriestaaten beträgt etwa 5 %, mit steigender Tendenz.[31] Die meisten unter Anorexia nervosa leidenden Patienten sind zwischen 12 und 20 Jahre alt. Die Prävalenz der Anorexia in dieser Altersgruppe beträgt 2 %. Die Diagnosestellung ist bei den stark untergewichtigen Anorexiepatienten oft nicht schwierig. Die Bulimiepatienten hingegen behalten in der Regel ihr Normgewicht, sodass bis zur Erkennung ihrer Krankheit häufig mehrere Jahre vergehen können. Das chronische Erbrechen führt in der Regel zu Erosionen im Bereich der okklusalen und oralen Zahnoberflächen der Oberkieferzähne, insbesondere im Bereich der Inzisiven.[64,80,111,135,137]

Orale und okklusale Erosionen im Bereich der Oberkieferzähne, eine zum Teil schmerzhafte, metabolisch bedingte Vergrößerung der Parotis und manchmal der submandibulären Speicheldrüsen, Xerostomie, Erytheme im Bereich der Rachen- und Gaumenschleimhaut sowie schmerzhafte Rötung und Schwellung der Lippen mit Schuppung und Rhagadenbildung sind häufige Symptome bei Bulimiepatienten.[1] Das Auftreten dieser Krankheits-

Tabelle 4-2 Symptome bei Patienten mit häufigem Erbrechen.

- Vergrößerung der Parotis-Speicheldrüsen
- Rötung am Gaumen und im Pharynx
- Rissbildung in den Lippen (Rhagaden)
- Haut- und Nagelveränderungen des Zeige- und Mittelfingers
- Verletzungen/Zahnspuren auf den Handrücken (Zeichen forcierten Erbrechens)

zeichen und eine entsprechende Gesundheits- und Ernährungsanamnese sollten beim Zahnarzt den Verdacht auf eine Bulimieerkrankung wecken (Tab. 4-2). Oft ist der Zahnarzt die erste ärztliche Person, die die Bulimie erkennt. Die klinische Erfahrung zeigt, dass Bulimie nicht immer mit Erosionen assoziiert ist. Dieser Sachverhalt hängt wesentlich mit der Hypersalivation zusammen, die, gesteuert durch das „Brechzentrum" im Gehirn, vor dem Erbrechen auftritt.[86]

Speichel, Pellikel, Medikamente

Ein weiterer wichtiger Faktor ist der Speichel. Zu den schützenden Eigenschaften des Speichels bei einem Säureangriff zählen: Säureverdünnung, Säureneutralisation, Verminderung der Schmelzauflösung durch Kalzium- und Phosphationen und Pellikelbildung.[41,47,58,75,97,105,177,178] Eine unterschiedlich ausgeprägte Pellikelbildung im Bereich des Zahnbogens könnte für die unterschiedliche Verteilung der Erosionen verantwortlich sein.[8] Zähne mit dickerer Pellikel (UK-Zähne lingual) wiesen eine geringere Erosionsbildung, Zähne mit dünner Pellikel (OK-Frontzähne palatinal) eine größere Erosionsbildung auf. Zudem ist die Clearance von Säure im Unterkiefer besser.

Neben einer Radiotherapie im Nacken-Schädel-Bereich können Medikamente zu einer Reduktion der Speichelsekretion führen. Dazu gehören Tranquilizer, Anticholinergika, Antihistaminika, Antiemetika und Antiparkinsonpräparate. Erosionspatienten sollen deshalb immer auch bezüglich regelmäßig eingenommener Medikamente befragt und die Nebenwirkungen dieser abgeklärt werden. Da die Beeinflussung der Speichelsekretion durch Medikamente großen individuellen Schwankungen unterworfen ist, lohnt es sich unter Umständen, nach Absprache mit dem behandelnden Arzt das Medikament zu wechseln. Es ist zu beachten, dass längere und häufige Zahnkontakte von Medikamenten mit niedrigem pH-Wert Erosionen direkt verursachen oder zumindest beschleunigen können.

Zahnreinigung

Aufgeweichte Zahnhartsubstanz ist anfällig für abrasive oder attritive Prozesse, was zu Überlappungen von Erosion, Abrasion und Attrition führen kann (vgl. Kapitel 2). Ohne Erweichung der Zahnhartsubstanz wird beim Zähneputzen bedeutend weniger Schmelz abradiert, als wenn eine erosive Vorschädigung besteht (Tab. 4-3). Aus diesem Grund ist eine weiche

Zahnbürste zu empfehlen, auch weil sie die Weichgewebe schont. Es wurde in vitro gezeigt, dass elektrische Zahnbürsten ein größeres Abrasionspotenzial auf erodiertem Schmelz und Dentin haben als manuelle Zahnbürsten,[164] was in die Prophylaxeempfehlungen einfließen sollte.

Faktoren auf der Ernährungsseite

Säuretyp, pH, Pufferkapazität

Schon sehr lange ist bekannt, dass saure Nahrungsmittel und Getränke die Zahnhartsubstanz erweichen können. Der Anteil von Softdrinks und Fruchtsäften am totalen Getränkekonsum nimmt in Europa stetig zu und liegt bei über 30 % des Konsums von nicht alkoholischen Getränken. Das macht für Deutschland oder die Schweiz pro Person und Jahr ungefähr 200 l aus.[159] Eine Untersuchung bei 14-jährigen Kindern (209 Knaben, 209 Mädchen) zeigte, dass 80 % der Kinder regelmäßig Softdrinks konsumierten. Mehr als 10 % dieser Kinder tranken mehr als dreimal täglich Softdrinks. Die Erosivität eines Getränkes oder Nahrungsmittels wird aber nicht nur durch die Konsumationshäufigkeit und den pH-Wert bestimmt, sondern auch durch die Pufferkapazität, die Chelatoreigenschaften und andere Faktoren, wie den Kalzium- oder Phosphatgehalt. So können beispielsweise die Chelatoreigenschaften von Flüssigkeiten durch Interaktion mit dem Speichel den Erosionsprozess beeinflussen. Bis zu 32 % des Speichelkalziums kann in einem Kalzium-Chelator-Komplex der Zitronensäure gebunden werden.[106]

Tabelle 4-3 Abrasion durch Zähneputzen (in vitro). Nach Bildung einer Pellikel (2 Std.) wurde für 3 Min. Zitronensäure (1 %) appliziert. Anschließend wurde der Zahnschmelz für 15 Sek. gebürstet.[163]

Keine Zahnpaste		
keine Säure	weiche Zahnbürste	< 2 nm
keine Säure	harte Zahnbürste	< 2 nm
Säure	weiche Zahnbürste	~ 30 nm
Säure	harte Zahnbürste	~ 30 nm
Abrasivität der Zahnpaste niedrig		
keine Säure	weiche Zahnbürste	< 10 nm
keine Säure	harte Zahnbürste	< 10 nm
Säure	weiche Zahnbürste	~ 45 nm
Säure	harte Zahnbürste	~ 45 nm
Abrasivität der Zahnpaste hoch		
keine Säure	weiche Zahnbürste	< 10 nm
keine Säure	harte Zahnbürste	< 10 nm
Säure	weiche Zahnbürste	~ 70 nm
Säure	harte Zahnbürste	~ 85 nm

Getränke und Speisen können trotz ähnlicher pH-Werte ein unterschiedliches erosives Potenzial aufweisen. Je größer die Pufferkapazität eines Getränkes oder einer Speise ist, desto länger wird es dauern, bis der pH-Wert durch den Speichel erhöht werden kann (vgl. Tab. 4-4).

Kalzium-, Phosphat- und Fluoridgehalt

Der Kalzium- und Phosphatgehalt eines Getränkes oder Nahrungsmittels ist sehr wichtig. Immersion von Schmelzproben in einen im Handel erhältlichen kalziumangereicherten Orangensaft zeigte keine Erweichung der Schmelzoberfläche. Dieser Orangensaft (pH = 4) kann als „functional food" auch erosionsgefährdeten Patienten empfohlen werden. Im Unterschied dazu zeigte sich in nicht kalziumversetztem Orangensaft eine starke Erweichung der Schmelzoberfläche (Tab. 4-4). Joghurt ist ein anderes Beispiel für ein Nahrungsmittel, das trotz des niedrigen pH-Wertes (pH ~ 4) zu keinerlei Erosion, eher sogar zu einer Erhärtung des Schmelzes führt. Dieser Sachverhalt ist auf die hohe Konzentration von Kalzium und Phosphat zurückzuführen, was eine Übersättigung von Joghurt bezüglich der Zahnhartsubstanz bewirkt. Der Fluoridgehalt des Getränkes oder der Speise scheint je nach Konzentration auch bei Erosionen einen gewissen, wenn auch geringen protektiven Effekt zu haben.[90,91,99]

Tabelle 4-4 pH-Wert verschiedener Getränke und Nahrungsmittel, titrierbare Basenmenge bis pH 7,0 („Pufferkapazität") und die Härteveränderung in vitro (➡ keine Erweichung oder geringe Härtezunahme. ↘ geringe Abnahme der Härte. ↘↘ deutliche Abnahme der Härte).

	pH	mmol OH⁻/l bis pH 7,0	Härteveränderung
Getränke (nicht alkoholisch)			
Carpe Diem Kombucha fresh	3,1	55	↘↘
Citro light	3,0	75	↘↘
Coca-Cola	2,6	17	↘↘
Coca-Cola light	2,7	11	↘↘
Coca-Cola zero	2,8	11	↘↘
Fanta orange	2,7	52	↘↘
Henniez blau	7,9	-	➡
Henniez rot	5,4	30	➡
Ice Tea	3,0	26	↘↘
Ice Tea classic (Coop)	2,9	26	↘↘
Ice Tea lemon (Lipton)	3,0	24	↘↘
Ice Tea peach (Lipton)	2,9	21	↘↘

4 Ätiologie und Risikoabklärung

	pH	mmol OH⁻/l bis pH 7,0	Härteveränderung
Mineralwasser 1 (mit Kohlensäure)	5,3	14	→
Mineralwasser 2	5,5	35	→
Mineralwasser Viva Zitrone	3,3	68	↘↘
Orangina	3,3	59	↘↘
Pepsi Cola	2,5	19	↘↘
Pepsi light	2,9	15	↘↘
Red Bull	3,3	98	↘↘
Rivella blau	3,4	38	↘↘
Rivella grün	3,4	52	↘↘
Rivella rot	3,4	54	↘↘
Sinalco	3,1	57	↘↘
Schweppes	2,5	64	↘↘
Sprite	2,5	39	↘↘
Sprite light	2,9	62	↘↘
Sprite zero	3,2	40	↘↘
Sportgetränke			
Gatorade	3,3	47	↘↘
Isostar	3,8	56	↘
Isostar orange	3,9	60	↘
Perform	3,9	34	→
Powerade	3,8	42	↘↘
Getränke (alkoholisch)			
Bacardi Breezer Orange	3,3	70	↘↘
Bier Carlsberg	4,2	18	→
Bier Corona	4,2	8	→
Bier Eichhof	4,0	18	→
Champagner Feixenet semi secco	3,0	90	↘↘
Cynar	4,0	6	→
Hooch lemon	2,8	67	↘↘
Smirnoff Ice Vodka	3,1	50	↘↘
Wein 1 (rot)	3,4	77	↘↘
Wein 2 (rot)	3,7	63	↘
Wein 3 (rot)	3,4	76	↘↘
Wein (weiß)	3,6	53	↘↘
Fruchtsäfte			
Apfelsaft	3,4	72	↘↘
Apfelmus	3,4	89	↘↘
Aprikosen	3,3	317	↘↘
Grapefruitsaft 1	3,1	168	↘↘
Grapefruitsaft 2	3,2	218	↘↘

Checkliste dentale Erosionen

Befund   BEWE (Basic Erosive Wear Examination)

Ätiologie

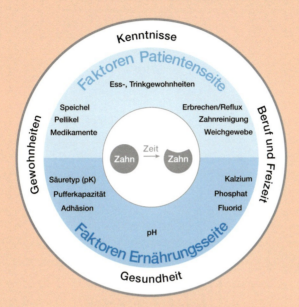

Risikoabklärung
- Ernährungsanamnese
- Frequenz und Menge
- Sport und Beruf
- Speichelwerte
- Reflux
- Bulimie und Anorexie

Prävention
- Kalzium in Speisen und Getränken
- fluorid- und/oder zinnhaltige Prophylaxeprodukte
- Änderung traumatischer Zahnputztechniken
- Gastroenterologie
- psychologische Betreuung

Therapie
- Schutz mit Bondingsystem
- Komposite und Keramik

Nachsorge

	pH	mmol OH⁻/l bis pH 7,0	Härteveränderung
Karottensaft	4,2	70	↘
Kiwisaft (frischgepresst)	3,4	206	↘↘
Multivitaminsaft	3,6	131	↘↘
Randensaft (Rote Beete)	4,2	49	↘↘
Orangensaft	3,7	109	↘↘
Orangensaft (frischgepresst)	3,6	113	↘↘
Orangensaft Hohes C	3,6	121	↘↘
Milchprodukte			
Trinkmolke	4,7	32	→
Milch	7,0	4,0	→
Sauermilch	4,2	112	→
Joghurt Kiwi Tropicana	4,0	124	→
Joghurt nature classic	3,9	120	→
Joghurt Orangen	4,2	91	→
Joghurt Slimline	4,0	133	→
Joghurt Waldbeeren	3,8	159	→
Joghurt Zitronen	4,1	110	→
Kaffee, Tee			
Kaffee	5,8	3	→
Hagebuttentee (Beutel)	3,2	19	↘↘
Pfefferminztee (Beutel)	7,5	-	→
Schwarztee (Beutel)	6,6	1,5	→
Waldfrüchtetee (Beutel)	6,8	1,0	→
Medikamente			
Alca C	4,3	64	↘
Alcacyl 500 (Novartis)	6,9	0,5	→
Alka-Seltzer Brause	6,0	28	↘
Aspirin-C (Bayer) Brausetabletten	5,7	38	↘
Berocca (Roche)	4,3	82	→
Fluimucil 200 Brausetabletten	4,5	34	↘
Neocitran	2,9	74	↘↘
SiccOral	5,4	2,5	↘
Vitamin C Brausetabl. Actilife	4,0	96	↘↘
Vitamin C Brausetabl. Streuli	3,8	88	↘↘
Verschiedenes			
Essig	3,2	741	↘↘
Salatsauce	3,6	210	↘↘
Salatsauce Thomy Classic French	4,0	141	↘
Salatsauce Thomy Light French	3,9	145	↘↘

Isotonische Sportgetränke sind oft sauer und untersättigt bezüglich Schmelz oder Dentin und können zu Erosionen führen. Heute sind kalziumversetzte, nicht erosive Sportgetränke erhältlich. In mehreren Studien konnte gezeigt werden, dass das erosive Potenzial von Sportgetränken durch Zugabe von Kalzium oder phosphopeptid-stabilisiertem amorphem Kalziumphosphat (CPP-ACP) verringert werden kann.[67,132,162] Die Unbedenklichkeit von Mineralwasser bezüglich Erosionen wurde auch in anderen Untersuchungen festgestellt.[126]

Neben den bereits besprochenen Eigenschaften von erosiven Nahrungsmitteln und Getränken gibt es noch andere Faktoren, wie die Adhäsionsfähigkeit des Getränkes auf der Zahnoberfläche, die einen Einfluss auf die Entstehung von dentalen Erosionen haben.

Sobald Erosionen klinisch festgestellt werden oder Anzeichen für ein erhöhtes Erosionsrisiko vorliegen, sollte beim Patienten eine genaue Risikoabklärung durchgeführt werden.

Allgemeine beeinflussende Faktoren

Chemieindustrie

Die früher häufigen berufsbedingten Erosionen sind heute selten. Trotzdem sollte auch dieser Punkt abgeklärt werden. Regelmäßiger Säurekontakt am Arbeitsplatz verstärkt das Auftreten und den Schweregrad von dentalen Erosionen. Eine Studie verglich Batteriearbeiter mit Automechanikern in Ibadan, Nigeria: 41 % Prozent der Batteriearbeiter und 3 % der Mechaniker zeigten dabei einen erosiven Zahnhartsubstanzverlust.[11] Ein vergleichbares Resultat fand man in einer Studie aus Jordanien, in der Arbeiter in der Phosphatindustrie untersucht wurden. Es wurden viele erosive Defekte gefunden und die Arbeiter beklagten sich in 80 % der Fälle über Zahnüberempfindlichkeiten.[9] Die Entstehung von Erosionen durch Säuredämpfe am Arbeitsplatz ist gut dokumentiert. Dabei scheint es keine Rolle zu spielen, ob die Arbeiter anorganischen oder organischen Säuren ausgesetzt waren.

Tuominen et al. untersuchten die Wirkung von anorganischen und organischen Säuredämpfen auf die Zähne. Von 169 Arbeitern, die an einer Studie teilnahmen, waren 88 Säuredämpfen ausgesetzt, 81 dienten als Kontrollgruppe. Die Prävalenz des Zahnhartsubstanzverlusts lag bei 63 % der Arbeiter, die anorganischen und bei 50 % derjenigen, die organischen Säuren ausgesetzt waren, während die Prävalenz der Kontrollgruppe nur bei 25 % lag. Die Säurearbeiter wiesen gegenüber der Kontrolle signifikant mehr Oberkieferzähne mit erosiven Defekten auf. Dabei waren die anterioren Zähne häufiger betroffen als die posterioren.[155–157]

Eine weitere Studie befasste sich mit dem Zusammenhang zwischen der Säurekonzentration in der Luft am Arbeitsplatz und der Prävalenz und dem Schweregrad von erosivem Zahnhartsubstanzverlust. Luftmessungen in einer deutschen Batteriefabrik zeigten, dass die Arbeiter Schwefelsäuredämpfen in einer Konzentration von 0,4–4,1 mg/cm³ ausgesetzt waren. Erosionen wurden nur bei den Frontzähnen gefunden. Aufgrund des hohen Restaurationsgrades der Seitenzähne war es in dieser Studie nicht möglich eine Dosis-Defekt-Beziehung herzustellen. Die Autoren forderten, dass Erosionen, die durch Säuredämpfe entstehen, als Berufskrankheit anerkannt werden sollten.[127]

Westergaard und Mitarbeiter untersuchten 425 Angestellte eines Pharmazeutik- und Biotechnik-Unternehmens. Als Kontrollgruppe dienten 202 Arbeiter des Betriebes, die neu beschäftigt worden waren. In der Studie konnte kein Zusammenhang zwischen der Exposition von proteolytischen Enzymen und dem Auftreten von Erosionen festgestellt werden.[164] In einer systematischen Literaturanalyse konnte nur für die Batterie- und Galvanoindustrie eine Evidenz für ein erhöhtes Erosionsrisiko bei beruflicher Säureexposition gefunden werden.[165]

Weinindustrie und Alkoholkonsum

Wein hat ein erosives Potenzial, da sein pH-Wert niedrig und seine Kalzium- und Phosphatkonzentration gering ist. In der ganzen Welt hat die Anzahl professioneller Weintester zugenommen. In Schweden und Finnland werden Weintester vom Staat angestellt, um die staatseigenen Weingeschäfte zu beraten. Schwedische Weintester prüfen durchschnittlich 20 bis 50 verschiedene Weine pro Woche. Wiktorsson und Mitarbeiter untersuchten die Prävalenz und den Schweregrad von Erosionen bei 19 Weintestern. Vierzehn Personen zeigten Erosionen, wobei sich die Läsionen vorwiegend auf den vestibulären Oberflächen der Inzisiven und der Eckzähne im Oberkiefer befanden. Es zeigte sich die Tendenz, dass der Schweregrad der Erosionen mit den Dienstjahren zunahm. Aus den Resultaten schlossen die Autoren, dass professionelles Weintesten einen Beruf mit erhöhtem Erosionsrisiko darstellt. Die Resultate dieser Studie führten dazu, dass den staatlichen Weintestern Gratis-Prophylaxebehandlungen zugestanden wurden.[169] Diverse Fallpräsentationen im Zusammenhang mit Weinkonsum zeigten das erhöhte Risiko für Zahnüberempfindlichkeiten und Zahnhartsubstanzverlust und die Wichtigkeit einer Frühdiagnose und Prävention.[28,48,61]

Chronische Alkoholiker weisen häufig Erosionen auf. Obwohl ein direkter Einfluss des Alkohols nicht ausgeschlossen werden kann, liegt der Hauptgrund für die Entstehung von Erosionen bei diesen Patienten beim sauren Aufstoßen und dem Reflux von Magensäure in die Mundhöhle. Damit kann auch das klinische Erscheinungsbild erklärt werden.

> Regelmäßiger Kontakt mit anorganischen und organischen Säuren während der Arbeit kann das Auftreten und das Fortschreiten von Erosionen fördern. Die Gruppen mit dem höchsten Risiko für die Entstehung von Erosionen am Arbeitsplatz sind Arbeiter in der Chemie- und Weinindustrie.

Sport

Während des Sports kommt es zur Dehydrierung. Die Flüssigkeits- und Elektrolytzufuhr wird durch die Sportler häufig gewährleistet, indem Sportgetränke konsumiert werden. Das erosive Potenzial von Sportgetränken ist hinlänglich bekannt und vergleichbar mit demjenigen von sauren Softgetränken. Es gilt jedoch zu beachten, dass der Konsum von Sportgetränken gegenüber dem von Wasser während des Trainings kaum Vorteile bietet.[30] Hingegen lässt sich feststellen, dass Sportgetränke in größeren Volumina konsumiert werden als Wasser, was den Flüssigkeitsausgleich fördert.[29,165] Dies kann wiederum für die sportliche Aktivität von Bedeutung sein, da während starker sportlicher Belastung oft nur etwa 50 % des Flüssigkeitsverlustes kompensiert werden.[107] Es ist Aufgabe der Zahnärzte, Sportler auf die Risiken eines hohen Sportgetränkekonsums hinzuweisen.[144]

Es existieren einige Falldokumentationen, die einen Zusammenhang zwischen sportlicher Aktivität und Erosionen aufzeigen. Eine Arbeit, bei der 25 Schwimmer und 20 Radfahrer untersucht wurden, zeigte bei den Radfahrern signifikant mehr Zahnhartsubstanzverlust. Es konnte jedoch keine Beziehung zwischen dem Sportgetränkekonsum und dem Auftreten von dentalen Erosionen gezeigt werden.[110]

In einer Studie in den USA konsumierten 92 % der Athleten Sportgetränke, aber nur 37 % wiesen Erosionen auf. Die statistische Auswertung zeigte keinen Zusammenhang zwischen dem Auftreten von dentalen Erosionen und der Menge und Häufigkeit des Konsums von Sportgetränken, den Jahren des Konsums und dem Konsum außerhalb der sportlichen Tätigkeit.[103] Die Prävalenz von Erosionen der Athleten war vergleichbar mit derjenigen einer epidemiologischen Studie, deren zufällig ausgewählte Personen aus der Gesamtbevölkerung stammten.[96] Dies ist ein weiteres Indiz dafür, dass der Konsum der Sportgetränke die Prävalenz der Erosionen nicht erhöht.

In einer In-situ-Studie wurde die erosive Wirkung eines Sportgetränks mit derjenigen von Mineralwasser verglichen. Der Sportgetränkekonsum führte bei den gesunden Testpersonen zu Erosionen, allerdings in unterschiedlichem Ausmaß.[66] Heute sind, wie erwähnt, kalziumversetzte, nicht erosive Sportgetränke erhältlich.

Zusammenfassend lässt sich feststellen, dass der Konsum von Sportgetränken aufgrund ihres erosiven Potenzials einen Ko-Faktor bei der Entstehung oder beim Fortschreiten erosiver Läsionen darstellen kann. Damit es aber zu Erosionen kommt, müssen weitere begünstigende Faktoren vorliegen.

Eine Ursache für die Entstehung von dentalen Erosionen bei Schwimmern kann ein schlecht eingestellter pH-Wert des Wassers sein. Eine Übersichtsarbeit konnte eine erhöhte Prävalenz für dentale Erosionen bei Schwimmern feststellen, die intensiv trainierten. Ursache der Erosionen war ein niedriger pH-Wert des chlorierten Poolwassers.[59] Der empfohlene pH-Wert für Swimmingpools liegt zwischen 7,2 und 8,0. In Wasser mit korrekt eingestelltem pH führt selbst intensives Training nicht zu Erosionen.[170] Ist der pH-Wert jedoch schlecht oder gar nicht eingestellt, kann dies innerhalb kurzer Zeit zu massiven Erosionen führen. So wurde in einer Falldokumentation gezeigt, dass 39 % der Mitglieder eines Schwimmteams Erosionen aufwiesen. Die Schwimmer trainierten regelmäßig in einem Schwimmbecken, dessen pH bei 2,7 lag, was einer 100000-fach höheren Konzentration an H^+-Ionen entsprach, als für Swimmingpools empfohlen.[26]

> Sportbetätigung kann durch erosive Sportgetränke oder durch gastroösophagealen Reflux aufgrund von hartem Training zu Erosionen führen. Es gilt jedoch zu beachten, dass in den meisten Fällen für die Entstehung von Erosionen weitere Faktoren vorhanden sein müssen.

Risikoabklärung

Anamnese

Wie bei allen anderen Patienten auch, ist es ist wichtig, eine sorgfältige Anamnese aufzunehmen. Hierbei muss nicht nur nach Magenproblemen, Medikamenten, Sportbetätigung und Zahnreinigungsgewohnheiten gefragt, sondern auch eine sorgfältige Ernährungsanamnese in Betracht gezogen werden. Zeigen die anamnestischen Erhebungen und die Lokalisationen, dass die vorhandenen Erosionen durch exogene Säurezufuhr entstanden sein könnten, so ist eine Ernährungsanamnese angezeigt. Der Patient wird angehalten, jede Konsumation von Nahrungsmitteln und Getränken über 4 Tage einzutragen. Ein Wochenende sollte dabei involviert sein, da das Ernährungsverhalten sich an diesen Tagen häufig vom Alltag unterscheidet. Der Zahnarzt kann anschließend die Resultate auswerten. Liegen mehr als 4 Säureinputs pro Tag vor und ist mindestens ein weiterer Risikofaktor vorhanden, so besteht ein erhöhtes Erosionsrisiko.[98,125]

> **Ernährungsanamnese**
> mehr als 4 Säureinputs pro Tag
> + mindestens 1 weiterer Risikofaktor
> = erhöhtes Erosionsrisiko

Erhebungsblatt für die Ernährungsanamnese

1. Vergessen Sie bitte nicht, diese Blätter während vier aufeinander folgender Tage mitzunehmen und mit der Aufzeichnung der Daten so zu beginnen, dass auch ein Wochenende mit eingeschlossen ist.

2. Notieren Sie bitte die Zeit und die genaue Beschreibung aller Nahrungsmittel und Getränke (inkl. Zwischenmahlzeiten). Jedes Nahrungsmittel und Getränk ist wichtig, unabhängig davon wie viel und zu welcher Zeit es eingenommen wurde.

   Tipps für die Mengenbeschreibung Ihrer Nahrung:
   Getränke/Flüssigkeiten   Löffel, Tassen, Gläser
   Brot   Anzahl Scheiben
   Süßigkeiten   Anzahl, Art
   Medikamente   Teelöffel

3. Seien Sie ehrlich beim Ausfüllen! Je genauer Sie sind, desto nützlicher werden die Empfehlungen sein, die Sie erhalten.

4. Geben Sie sowohl die Art und Weise als auch den Zeitpunkt und die Dauer der Mundhygiene an (z. B. Zahnbürste 2 Min., Zahnseide, Fluoridspülung).

Beispiel: Donnerstag, 27. November 2010

Zeit	Speise/Getränk	Mundhygiene	
08.00		Zahnbürste	2 Min.
		Zahnseide	3 Min.
08.30	½ Tasse Cornflakes, Milch, 2–3 Biskuits, 1 Glas Orangensaft		
10.15	1 Tasse Kaffee mit Zucker, 1 Brötchen mit Marmelade		

Zeit	Speise/Getränk	Mundhygiene
12.00	1 Teller Teigwaren, 1 Bratwurst, 1 Glas Mineralwasser	
12.45		Zahnbürste 2 Min.
15.15	1 Apfel, 1 Tasse Schwarztee mit Zucker	
18.00	2 Stk. Weißbrot, 4 Scheiben Käse, 1 Glas Coke (schluckweise)	
19.30	2 Stück Biskuits	
21.00	1 Tafel Schokolade, 2 Gläser Orangensaft	
23.05	2 Gläser Weisswein	Zahnbürste 2 Min.

Rekapitulation (wird durch den Zahnarzt ausgefüllt)					
Häufigkeit **Zuckereinnahme**:	Tag 1	Tag 2	Tag 3	Tag 4	Durchschnitt
Hauptmahlzeiten	4				
Zwischenmahlzeiten	6				

Häufigkeit **erosiver Produkte**:	Tag 1	Tag 2	Tag 3	Tag 4	Durchschnitt
Hauptmahlzeiten	2				
Zwischenmahlzeiten	3				

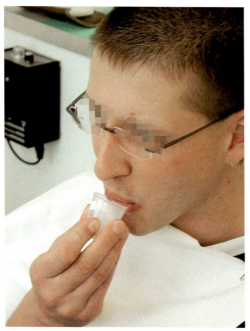

Abb. 4-3   Zur Bestimmung der Speichelfließrate wird der sich im Mund sammelnde Speichel über einen bestimmten Zeitraum in einen Messbecher ausgespuckt.

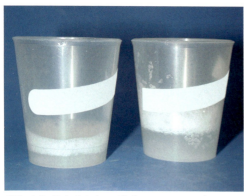

Abb. 4-4   Beispiel einer Fließratenmessung des Speichels: links Ruhespeichel, rechts stimulierter Speichel.

Messung der Speichelfließraten und der Speichelpufferkapazität

Eine verminderte Speichelfließrate und/oder eine niedrige Speichelpufferkapazität erhöhen das Risiko für dentale Erosionen, da die Säureclearance und/oder Säurepufferung vermindert ist und somit exogene und/oder endogene Säuren länger auf die Zahnoberfläche einwirken können. Eine einfache Methode zur Abklärung dieser Parameter ist die Messung der Speichelfließraten und der Speichelpufferkapazität. Diese kann mit konfektionierten Tests erfolgen (z. B. CRT buffer, Fa. Ivoclar Vivadent, Schaan, Liechtenstein).

Am aufrecht sitzenden Patienten wird zuerst die **Fließrate des Ruhespeichels** bestimmt: Über eine gewisse Zeit wird der im Munde angesammelte Speichel nicht hinuntergeschluckt, sondern in einen Messbecher ausgespuckt und dabei die benötigte Zeit gemessen (Abb. 4-3). Ist eine genügende Menge Speichel gesammelt worden, so kann diese bestimmt werden. Die Fließrate kann nun berechnet werden.

Die **Fließrate des stimulierten Speichels** wird bestimmt, indem der Patient die Speichelsekretion durch Kauen eines Paraffinstücks anregt. Auch hier wird der Speichel über eine gewisse Zeit in einem Messbecher gesammelt und die Zeit gestoppt (Abb. 4-4).

Vor der Speichelmessung sollte der Patient während mindestens einer Stunde
- nicht gegessen oder/und getrunken,
- nicht Kaugummi gekaut,
- nicht geraucht und
- keine Prophylaxemaßnahmen (Zahnreinigung, Spüllösungen etc.) betrieben haben.

Abklärung von gastro-ösophagealem Reflux, Anorexia und Bulimia nervosa
Besteht der Verdacht, dass die Erosionen aufgrund von endogenen Säuren entstanden sein könnten, so sollte der Patient an einen Gastroenterologen zur weiteren Abklärung überwiesen werden. Bei Anorexia und Bulimia nervosa ist eine psychologische Abklärung und Betreuung indiziert.

Refluxpatienten sind sich ihrer Erkrankung häufig nicht bewusst! Erste Manifestation ist oft das Auftreten von dentalen Erosionen.

➡ gastroenterologische Abklärung angezeigt!

Tabelle 4-5 Punkte, die bei der Risikoabklärung von Erosionspatienten zu erfassen sind.

Anamnese (medizinische, dentale, Ernährung, Verhalten)

- Aufzeichnung der Ernährung für mindestens 4 Tage inkl. Wochenende (auch nach Risikofaktoren fragen, die der Patient nicht aufgeschrieben hat)
- Zitrusfrüchte, andere Früchte, Fruchtsäfte, Essiggurken, Salatsauce, Sportgetränke, Süßgetränke, Beeren, saure Bonbons, Früchtetee, Alkohol, Alcopops, rohes Gemüse etc.
- Magenprobleme: Erbrechen, saurer Geschmack in der Mundhöhle, Druck retrosternal, Zeichen von Magersucht
- Medikamente: Beruhigungstabletten, Vitamin-C-Tabletten, Antihistaminika, Brausetabletten
- berufsbedingte Säureeinwirkung (Industrie, Sport)
- Zahnreinigungsgewohnheiten: Härte der Zahnbürste, Zahnputztechnik, wann?, wie oft?, wie lange?, Abrasionspotenzial der Zahnpasta
- Strahlentherapie in der Kopfgegend, Speicheldrüsenerkrankungen

Aufnahme der nicht kariesbedingten Zahnhartsubstanzläsionen

- Erosionsindex (BEWE), Abrasionen, Attritionen
- Studienmodelle, Photoaufnahmen, Bitewing-Röntgenbilder (um eine zukünftige Progression feststellen zu können)

Speichelanalyse

- Fließrate, Pufferkapazität, pH

Prävention der Erosionen

Adrian Lussi, Elmar Hellwig und Thomas Jaeggi

Ernährungsverhalten

Sobald Erosionen klinisch festgestellt werden oder Anzeichen für ein erhöhtes Erosionsrisiko vorhanden sind, sollte beim Patienten eine genaue Risikoabklärung durchgeführt werden. Die verschiedenen Faktoren und das Vorgehen bei der Risikoabklärung wurden schon beschrieben (Kapitel 4). Ein ausführliches Gespräch mit dem Patienten kann über die Ätiologie der Erosionen Aufschluss geben. Häufig genügt eine Befragung nicht, da der Patient sich seines Säureinputs oft nicht bewusst ist. So ist es wichtig, die Ernährung während einiger Tage unter Einschluss eines Wochenendes vom Patienten detailliert aufschreiben zu lassen (vgl. Seiten 50, 51). Aufgrund dieser Angaben lassen sich schließlich konkrete Prophylaxeratschläge ableiten (Tab. 5-1 bis 5-4). Das Ziel der Ernährungsabklärung ist eine Reduktion des Säureinputs und die Änderung schädigender Gewohnheiten. Einerseits wird dies durch eine Verminderung des Konsums von säurehaltigen Speisen und Getränken, andererseits durch raschen Verzehr der erosiven Lebensmittel (Reduktion der Verweildauer in der Mundhöhle) erreicht. Schluckweise zu trinken oder das Getränk durch die Zähne zu ziehen sind erosionsfördernde Angewohnheiten. Wie in Kapitel 4 schon gezeigt, vermindert sowohl die Zugabe von Kalzium-, Phosphat- und/oder Fluoridionen als auch die von Casein-Phosphopeptid-haltigen Kalziumphosphat-Komplexen (CPP-ACP) die Erosivität saurer Getränke. Der Wechsel zu modifizierten Getränken (z. B. mit Kalzium angereicherter Orangensaft) oder der Gebrauch eines Sportgetränkes mit Kalzium oder Casein sind einfache, aber wirksame Maßnahmen, um dentale Erosionen zu verhindern. Tabelle 5-1 gibt eine Übersicht über mögliche präventive Maßnahmen zur Kontrolle von Zahnschäden, verursacht durch den Konsum erosiver Speisen und/oder Getränke. Ebenso kann Käse empfohlen werden, da der hohe Kalzium- und Phosphatgehalt sowie einige im Käse enthaltene Proteine schützend wirken. Gekühlte saure Getränke sind weniger erosiv als ungekühlte.[15] Mit Xylitol gesüßte Getränke oder Lebensmittel scheinen durch Hemmung der Kalziumabgabe aus dem Schmelz einen gewissen Schutz vor Erosionen zu bieten.[7]

Tabelle 5-1   Vorschläge zur Prophylaxe durch Steuerung des Säurekonsums und Reduktion der Säureeinwirkung.

Steuerung des Säurekonsums
• Konsum von säurehaltigen Lebensmitteln wenn möglich reduzieren und auf möglichst wenige (Haupt-)Mahlzeiten beschränken
Reduktion der Säureeinwirkung
• schluckweises Trinken vermeiden, Getränke rasch trinken, nicht durch die Zähne ziehen
• Kalzium-angereicherte (Sport-)Getränke/Lebensmittel verwenden, Mahlzeit mit Käse beenden
• nach Säurekonsum mit Wasser oder (zinn- und) fluoridhaltiger Spüllösung spülen
• zahnschonende Kaugummis zur Stimulierung der Speichelfließrate

Endogene Säurebelastung

Bei endogener Säurebelastung, wie sie bei Anorexia/Bulimia nervosa oder gastro-ösophagealem Reflux vorkommt, muss eine kausale systemische Therapie eingeleitet werden. Anorexie- und Bulimie-Patienten benötigen eine psychologische oder psychiatrische Betreuung (Tab. 5-2).

Bei Refluxpatienten steht eine genaue Abklärung der Ursachen mit anschließender Behandlung (medikamentös, operativ) im Vordergrund. Die heute beste Therapieform zur Verhinderung des Refluxes mit dem therapeutischen Ziel der möglichst langen Anhebung des pH-Wertes in der Speiseröhre auf über 4 wird effizient mit Protonenpumpenblockern (wie Esomeprazol, Lansoprazol, Omeprazol, Pantoprazol und Rabeprazol) erreicht.[21,36,46,136] Die notwendige Dauer der antisekretorischen Therapie bei durch Reflux bedingten dentalen Erosionen ist unbekannt. Es scheint aber möglich zu sein, nach einigen Jahren das Medikament langsam abzusetzen, ohne dass der Reflux danach wieder auftritt. Gastro-ösophagealer Reflux ist besonders bei Kindern nicht über mehrere Jahre stabil, weshalb eine Reevaluation mittels 24-Stunden-pH-Metrie nach einem Jahr der Therapie sinnvoll ist.[154] Bei langjährigem und hochgradigem Reflux besteht die Möglichkeit eines operativen Eingriffs. Die am häufigsten durchgeführten Operationen sind Varianten der Fundoplikation; sie können meist laparoskopisch vorgenommen werden. Die Langzeitergebnisse der Protonenpumpenblocker-Therapie und der Fundoplikation sind vergleichbar, obwohl ein gewisser Prozentsatz der fundoplizierten Patienten zusätzlich Antisekretorika einnehmen muss und Schluckbeschwerden vor allem in den ersten postoperativen Monaten bei ca. 5 % der Fälle vorkommen.[22]

Tabelle 5-2 gibt eine Übersicht über die möglichen präventiven Maßnahmen bei endogener Säurebelastung.

Tabelle 5-2 Prophylaxevorschläge bei endogener Säurebelastung.

Einleitung einer kausalen Therapie

- Verdacht auf Reflux: Überweisung an Gastroenterologen
- Anorexie/Bulimie-Patienten: psychologische oder psychiatrische Betreuung veranlassen

Einfache Maßnahmen

- Vermeidung von Reflux-begünstigenden Speisen, z. B. Wein, Zitrusprodukte, Essigsaucen, stark fetthaltige Speisen (Vollfett, Gebratenes usw.), Tomaten, Pfefferminz, Kaffee, Schwarztee, kohlensäurehaltige Getränke, Schokolade
- mehrere kleine Mahlzeiten am Tag und keine große Mahlzeit vor dem Hinlegen
- zahnschonende Kaugummis nach dem Essen bei postprandialem Reflux

Medikamentöse Maßnahmen

- Säureblocker: Protonenpumpenblocker wie Esomeprazol (Nexium®) 20 mg unbedingt 15 Minuten vor dem Frühstück oder, wenn kein Frühstück gegessen wird, am Morgen und 15 Minuten vor dem Abendessen einnehmen

Chirurgische Maßnahmen

- Bei ausgeprägtem Reflux kann eine chirurgische Therapie (laparoskopische Fundoplikation) vorgenommen werden. Die Ergebnisse sind nicht unbedingt besser als die der medikamentösen Therapie.

Zahnhygiene

Es ist sinnvoll, bei Patienten mit aktiven erosiven Läsionen neben den anderen aufgeführten Maßnahmen eine adäquate Zahnhygiene zu instruieren: Der Erosionspatient muss dazu angehalten werden, dass er die Zähne nicht unmittelbar nach der Säureexposition reinigt. Die häufig angegebene Wartezeit von ½ bis 1 Stunde genügt nicht. Der Speichel braucht bedeutend länger, um erweichte Zahnhartsubstanz so zu reparieren, dass sie der Zahnreinigung widerstehen kann.

Es darf nicht vergessen werden, dass in der Bevölkerung Karies immer noch das Hauptproblem darstellt. Für die Prophylaxe der Karies wird in vielen Ländern zu Recht empfohlen, die Zähne sofort nach dem Essen zu reinigen. Eine Wartezeit von ½ bis 1 Stunde zu instruieren, ist auch gesundheitspolitisch gesehen gefährlich, da in diesem Fall die Zähne unter Umständen gar nicht gereinigt werden. Es ist wichtig, dass eine Fachperson individuell optimale Prophylaxeratschläge gibt und deren Umsetzung periodisch kontrolliert. Nur so kann gewährleistet werden, dass die adäquaten Prophylaxeschritte eingeleitet und weitergeführt werden. In jedem Fall sollten eine schwach abrasive Zahnpaste, eine weiche Zahnbürste und eine schonende Bürsttechnik angewendet werden. Der Einfluss des RDA-Wertes und der Härte der Zahnbürste auf den erodierten Schmelz ist in Kapitel 4 beschrieben. Wir empfehlen, den Mund sofort nach der sauren Attacke mit einer (zinn- und) fluoridhaltigen Spüllösung oder mit Wasser zu spülen. Zahnreinigung mit fluoridhaltiger Zahnpaste vor dem Essen schützt vor Karies und Erosionen.[94,167] Es gibt Forscher und Hochschullehrer, die davor warnen, vor der Säureeinwirkung die Zähne zu putzen, weil dadurch die schützende Pellikel zerstört werde. Dies scheint aber kein Problem darzustellen, da bei der empfohlenen Verwendung von schwach abrasiven Zahnpasten die Pellikel zum Teil erhalten bleibt.[79]

> Im Normalfall sollen die Zähne unmittelbar nach dem Essen gereinigt werden. Nur wenn erosive Prozesse bestehen oder ein erhöhtes Risiko für Erosionen vorliegt, soll eine Fachperson andere Maßnahmen, wie zum Beispiel Zähneputzen und/oder Spüllösung vor der Säureeinwirkung empfehlen.

In diesem Zusammenhang ist die Verfügbarkeit von Fluoriden wichtig. Ganß et al. wiesen nach, dass durch regelmäßige Fluoridierungen die Progression von Erosionen auf humanem Schmelz und Dentin in vitro reduziert werden konnte. Schmelz- und Dentinproben wurden multiplen De- und Remineralisationszyklen unterworfen. Säureangriffe, Fluoridapplikationen und Remineralisationsperioden wechselten einander ab. Diejenigen Schmelzproben, die periodisch fluoridiert wurden, zeigten eine signifikante Reduktion der Erosionsprogression.

Bei den Dentinproben mit Fluoridierung war dieser Effekt noch ausgeprägter.[54]

Verschiedene Untersuchungen zeigten, dass eine noch bessere Wirkung der Fluoride erreicht wird, wenn diese vor dem Säureangriff auf die Zahnhartsubstanz appliziert werden. Durch die Präzipitation von kalziumfluoridhaltigem Material bildet sich eine protektive Deckschicht, was zu geringeren Erosionen und dadurch auch zu kleineren Abrasionsdefekten führt. Bei einem pH-Abfall kommt es zunächst zu einer Auflösung dieser Deckschicht, bevor der darunter liegende Schmelz angegriffen wird. Bis heute ist nicht genau geklärt, wie schnell dieses Kalziumfluoridpräzipitat in vivo auf einer gesunden Zahnoberfläche gebildet wird. Hingegen wurde gezeigt, dass in vitro dieses kalziumfluoridartige Mineral sehr schnell gebildet werden kann, dass ein leicht saurer pH des Fluoridgels diese Bildung fördert und dass auch der Kalziumgehalt des Speichels an der Bildung der Präzipitate beteiligt ist.[128]

In diesem Zusammenhang ist erwähnenswert, dass fluoridhaltige, leicht saure Mundhygieneprodukte keine erosive Wirkung haben.[89]

Neuere Studien haben gezeigt, dass TiF_4 und zinnhaltige Substanzen ebenfalls eine protektive Wirkung zeigen.[56] Während TiF_4 die Zähne ungünstig verfärbt, ist dies bei Sn-Verbindungen weniger der Fall. Zinnfluoridverbindungen bilden Präzipitate, die dem Säureangriff widerstehen können und dadurch vor Erosionen und/oder deren Progression schützen.[140] Die Annahme, dass CPP-ACP-haltige Pas-

Tabelle 5-3 Vorschläge zur Prophylaxe durch Steuerung der Zahnhygiene.

- Zahnreinigung nicht unmittelbar nach Säureexposition, Fluoridprophylaxe vor dem Säureinput
- Weiche Zahnbürsten
- Schwach abrasive Zahnpasten
- Fluoridhaltige Zahnpasten
- Zahnschonende Bürsttechnik
- Regelmäßige Applikation von (zinn- und) fluoridhaltiger Spüllösung und/oder höher konzentrierten Fluoridgelen

ten wie Tooth Mousse eine vor Erosion schützende Deckschicht bilden, konnte bis heute in klinischen Studien nicht bestätigt werden.[117] Einzelne In-vitro-Studien wiesen einen gewissen schützenden Effekt nach.

Der Fluorideinsatz vor dem Säureangriff ist nicht immer praktikabel, denn es wird sich kaum jemand dazu bereit finden, vor dem Erbrechen bewusst Fluoride zu applizieren. Hingegen ist ein Schutz bei nächtlichem Aufstoßen durch entsprechende vorhergehende Prophylaxe einfach durchführbar. Es muss beachtet werden, dass eine nachts getragene Schiene bei Refluxpatienten kontraindiziert ist, da die Kontaktzeit der Magensäure wegen der nicht überall dichten Schiene verlängert wird. Durch die Kapillarkräfte zwischen Zahn und Schiene kann Magensäure unter die Schiene dringen.

Wie in Kapitel 4 erwähnt, können neben einer Strahlentherapie im Nacken-Schädelbereich auch diverse Medikamente zu Xerostomie oder Hyposalivation führen. Es empfiehlt sich, Rücksprache mit dem behandelnden Arzt aufzunehmen mit dem Ziel, auf ein anderes wirksames Medikament ohne negativen Einfluss auf den Speichel zu wechseln. Die Erhöhung der Speichelfließrate durch das Kauen von Kaugummi führt zu einer Erhärtung von erodiertem Schmelz[135] und vermindert den postprandialen Reflux. Zahnschonende Kaugummis sind bei vermindertem Speichelfluss die erste Wahl (Tab. 5-1 und 5-2). Saure Bonbons oder angesäuerte Speichelersatzmittel sollten Patienten mit Hyposalivation oder Xerostomie nicht empfohlen werden, da sie lokal zu Erosionen führen.[76,95] In diesem Zusammenhang ist es wichtig zu erwähnen, dass einige auf dem Markt befindliche Speichelersatzmittel sauer sind. Tabelle 5-3 gibt eine Übersicht über die empfohlenen Zahnhygienemaßnahmen bei Erosionen.

Minimalinvasive Maßnahmen

Wir stellen immer wieder fest, dass erst hypersensitive Zähne Patienten veranlassen, einen Zahnarzt aufzusuchen. Bei

Tabelle 5-4 Prophylaxe durch Applikation von Adhäsivsystemen.

- Bei Dentinexposition und/oder überempfindlichen Zähnen
- Erneuerung bei Wiederauftreten der Schmerzen (ca. alle 6 bis 9 Monate)

Dentinexposition bilden Adhäsivsysteme einen gewissen Schutz vor weiterer Progression und vermindern die Überempfindlichkeit der Zähne. Hierbei ist jedoch zu beachten, dass diese symptomatische „nichtinvasive" Therapie alle 6 bis 9 Monate erneuert werden muss.[147] Es können Ein-Flaschen-Systeme oder konventionelle Bondingsysteme verwendet werden (Tab. 5-4). Die Ätzung durch Phosphorsäure soll dabei kurz gehalten werden, da die Dentintubuli nicht obliteriert sind. Bei Bondingsystemen mit einem sauren „Primer" (Syntac Classic, Optibond FL etc.) kann auch auf die Phosphorsäure verzichtet werden. Weitergehende therapeutische Maßnahmen sollen erst eingeleitet werden, wenn die Ursachen der Erosionen erkannt und eliminiert und die hier beschriebenen Faktoren unter Kontrolle sind (vgl. Kapitel 7). Der Erfolg der präventiven Maßnahmen muss regelmäßig überprüft werden.

Erosionen bei Kindern

Thomas Jaeggi und Adrian Lussi

Zusammenfassung

Dentale Erosionen betreffen nicht nur die permanente Dentition, sondern auch das Milchgebiss. Dabei nimmt die Anzahl der betroffenen Kinder und der erodierten Zähne mit dem Alter zu. Pathophysiologisch laufen bei der Milchzahnerosion die gleichen Prozesse ab wie bei den bleibenden Zähnen. Da die Milchzähne kleiner dimensioniert sind und über eine dünnere Schmelzschicht verfügen, kommt es jedoch schneller zu einem größeren Ausprägungsgrad der Läsionen.

Die Ursachen für Erosionen bei Kindern sind dieselben wie bei den Erwachsenen: Eine erhöhte exogene und/oder endogene Säureexposition. Neben gastroösophagealem Reflux spielt bei Jugendlichen vor allem ein übermäßiger Konsum von sauren Getränken eine wichtige Rolle. In diesem Kapitel werden zudem die Lokalisation und das klinische Erscheinungsbild von dentalen Erosionen im Milchgebiss und in der gemischten Dentition behandelt.

Epidemiologie

Verschiedene epidemiologische Untersuchungen an Kindern im Vorschulalter (2 bis 5 Jahre) zeigten bei 6 bis 50 % der Individuen bereits Erosionen an Milchzähnen.[5,62,88,109] Bei einer Untersuchung an Kindern im Alter zwischen 2 und 7 Jahren fanden Wiegand et al. bei 32 % mindestens einen Zahn mit Erosion, wobei die Anzahl betroffener Kinder mit dem Alter zunahm.[168]

Kazoullis et al. untersuchten Kinder im Alter zwischen 5 und 15 Jahren. Die Resultate zeigten bei 68 % der Kinder mindestens einen Zahn mit Erosionen. In dieser Altersgruppe waren Individuen mit primären Dentitionen etwa 3-mal häufiger betroffen, als solche mit permanenter Dentition.[83] Eine andere Studie, bei der 814 12-Jährige untersucht wurden, zeigte bei einem Viertel der Jugendlichen Erosionen. Der Vergleich mit früher erhobenen Daten ergab keine wesentliche Zunahme der erosiven Läsionen in dieser Altersgruppe innerhalb von 3 Jahren.[152] Dagegen fanden El Aidi und Mitarbeiter eine Zunahme der Erosionen: 622 Kinder im Alter zwischen 10 und 12 Jahren (mittleres Alter: 11,9 Jahre) wurden untersucht, wobei 32,2 % Erosionen aufwiesen. Bei der Nachkontrolle 18 Monate später waren 42,8 % der Kinder betroffen. Dabei stieg die Prävalenz der ausgeprägten Erosionen von 1,8 auf 13,3 % (vgl. Kapitel 3).[42]

Vergleich Milchzähne – permanente Zähne

Erosive Läsionen können durch die Einwirkung von Säuren in der Mundhöhle entstehen, sobald Zahnsubstanz vorhanden ist. Da Milchzähne kleiner sind als permanente Zähne und zudem die Schmelzdicke geringer ist, kommt es bei Milchzähnen früher zu einer Dentinbeteiligung und der Schweregrad der Läsionen nimmt schneller zu.

Vergleicht man die Progressionsrate der Erosionen bei Milch- und permanenten Zähnen, so findet man in der Literatur unterschiedliche Ergebnisse: Amaechi et al. fanden in einer Studie, bei der Milch- und permanente Zähne Orangensaft ausgesetzt wurden, eine 1,5-mal größere Erosionsprogression im Milchzahnschmelz als im Schmelz bleibender Zähne.[8] Demgegenüber wurden in einer anderen Untersuchung nur geringe Unterschiede in der Erosionsanfälligkeit von Milch- und permanenten Zähnen gefunden. Weitere Studien bestätigten diese Resultate.[6,39,70,92] Signifikante Unterschiede zwischen Milch- und permanenten Zähnen findet man bei der Schmelzhärte: Bei Immersion von Schmelzproben in 2%ige Zitronensäure (pH 2,1, 37 °C) für 30 Minuten zeigte sich ein mit der Immersionszeit proportionaler oberflächlicher Schmelzhärteverlust. Dabei wurden sowohl bei der Ausgangs- als auch bei der Endhärte statistisch signifikant geringere Werte für Milchzahnschmelz als für den Schmelz bleibender Zähne gefunden.[71]

Es scheint, dass die erhöhte Anfälligkeit für Erosionen von Milchzahnschmelz nicht in einer initialen Phase auftritt. Erst mit der Zeit und/oder der Einwirkung von stärkeren Säuren kommt es zum Unterschied gegenüber dem Schmelz bleibender Zähne. Zudem muss beachtet werden, dass Milchzähne wegen ihrer kleineren Ausgangshärte eher zu Abrasion neigen als permanente Zähne.[93] Dieser verstärkte Substanzverlust von Milchzähnen wird klinisch häufig beobachtet. Das Zusammenspiel von Erosion, Attrition und Abrasion führt bei Milchzähnen zu ausgeprägteren Läsionen als bei der permanenten Dentition.

Ursachen für Erosionen

Wie in Kapitel 4 beschrieben, sind die Ursachen für Erosionen multifaktoriell und exogenen und/oder endogenen Ursprungs: Häufiger und regelmäßiger Konsum saurer Nahrungsmittel und Getränke muss als wichtigster extrinsischer Faktor bei der Entstehung dieser Zahnschäden angesehen werden. Die Konsum-Statistik der europäischen Softdrink-Association verzeichnet für die Jahre 1994 bis 2007 eine stetige Zunahme sowohl der kohlensäurehaltigen Getränke und Fruchtsäfte als auch anderer nichtalkoholischer Getränke, wie Sportgetränke und Energiedrinks.[115] Solche meist sauren Getränke spielen eine wichtige Rolle bei der Entstehung von Erosionen und werden besonders von Jugendlichen gern konsumiert. Diese haben oft Trinkgewohnheiten (schluckweises Trinken, Getränk durch Zähne ziehen), die zu einer langen Verweildauer des Getränkes im Mund führen. Als intrinsischer Faktor scheint gastro-ösophagealer Reflux bei Kindern für die Entstehung von Erosionen von Bedeutung zu sein.[33,44,87]

> Werden bereits im Milchgebiss Erosionen gefunden, so muss mit einem signifikant erhöhten Erosionsrisiko bei der permanenten Dentition gerechnet werden. Durch frühzeitige Prophylaxe wird verhindert, dass die bleibenden Zähne ebenfalls einen Substanzverlust erleiden, der mit steigendem Alter kontinuierlich zunimmt.

Lokalisation der Erosionen bei Kindern und Jugendlichen

Grundsätzlich können alle Zahnflächen im Milch- und Wechselgebiss von Erosionen betroffen sein. Millward und Mitarbeiter untersuchten 178 4-Jährige und fanden bei fast der Hälfte Anzeichen von erosiven Defekten, wobei die Läsionen an den Oralflächen der Inzisiven im Oberkiefer am stärksten ausgeprägt waren.[109] In einer anderen Studie wurden 42 Kinder im Alter zwischen 5 und 9 Jahren auf Erosionen untersucht. Alle Kinder zeigten Erosionen; am meisten befallen waren die Okklusalflächen.[73]

Ganß und Mitarbeiter untersuchten orthodontische Anfangsmodelle von 1000 Kindern auf Erosionen (mittleres Alter: 11,4 ± 3,3 Jahre). Es zeigten sich bei 73,6 % der Kinder erosive Läsionen an den Milchzähnen, wobei mehrheitlich die Okklusal- und Inzisalflächen von Molaren und Eckzähnen betroffen waren. Bei den bleibenden Zähnen wiesen 11,6 % der Kinder Erosionen auf, wobei die 1. Molaren im Unterkiefer am häufigsten befallen waren.[53]

Eine Zusammenstellung der Resultate aus verschiedenen Studien[53,73,109] ergibt die in Abbildung 6-1 dargestellte Verteilung der Erosionen im Milchgebiss.

El Aidi und Mitarbeiter untersuchten 622 Kinder (mittleres Alter: 12 Jahre) auf Erosionen, wobei sie bei rund einem Drittel solche Läsionen fanden. Vor allem die Okklusalflächen der Molaren (insbesondere die Zähne 36 und 46) und die Oralflächen der Oberkieferfrontzähne waren betroffen. Die Nachuntersuchung nach 1½ Jahren zeigte ein noch ausgeprägteres Bild: Jetzt waren über 40 % der Kinder betroffen. Eine besonders starke Zunahme der Anzahl der Defekte zeigten die Zähne 13 bis 23 und eine Zunahme der Anzahl und des Schweregrads die Zähne 36 und 46.[42]

6 Erosionen bei Kindern

In einer anderen Studie, bei der 458 Kinder im Alter von 13 und 14 Jahren untersucht wurden, stellte man ebenfalls bei einem Drittel dentale Erosionen fest. Dabei waren die Oralflächen der oberen Inzisiven am meisten betroffen.[13] Milosevic und Mitarbeiter untersuchten 1035 Kinder (mittleres Alter: 14 Jahre) und fanden, dass hauptsächlich die Okklusalflächen der 1. Unterkiefermolaren und die Oralflächen der Oberkieferinzisiven betroffen waren.[109] Al-Dlaigan et al. fanden bei allen 418 untersuchten 14-jährigen Jugendlichen Erosionen, wobei geringe Erosionen an allen Zahnflächen, moderate Erosionen an den Inzisalkanten der Frontzähne und schwere Erosionen an den Vestibulärflächen der Frontzähne auftraten.[2]

Eine Studie, bei der Kinder zweier Altersgruppen untersucht wurden (Jüngere Gruppe: 345 10- bis 13-Jährige;

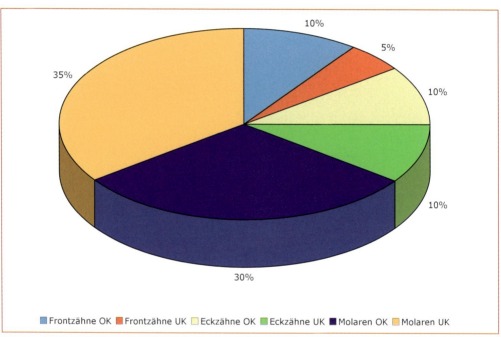

Abb. 6-1 Verteilung der Erosionen im Milchgebiss.[53,73,109]

ältere Gruppe: 400 15- bis 16-Jährige) zeigte bei einer Mehrheit eine Lokalisation der Läsionen bei den 1. Molaren und Oberkieferfrontzähnen.[160] Larsen et al. untersuchten 558 Jugendliche im Alter zwischen 15 und 17 Jahren auf Erosionen. Bei 14 % wurden mehr als drei Zahnflächen mit Läsionen gefunden, wobei am häufigsten die Oralflächen der Oberkieferinzisiven befallen waren.[85]

Eine Zusammenstellung der Daten der beschriebenen Studien[2,10,13,16,25,27,35,37,39,42,53,85,96,112,120,153,160,170] ergibt die in Abbildung 6-2 dargestellte Verteilung bei Jugendlichen im Alter zwischen 8 und 17 Jahren.

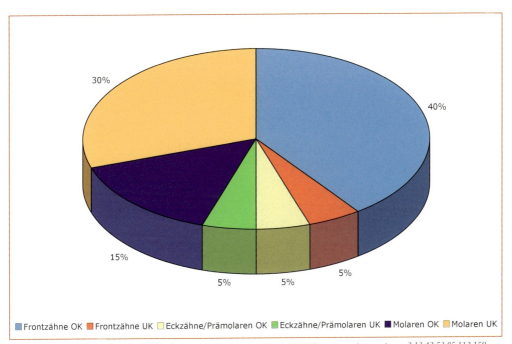

Abb. 6-2 Verteilung der Erosionen bei Jugendlichen im Alter zwischen 8 und 17 Jahren.[2,13,42,53,85,112,159]

Klinisches Erscheinungsbild

Wie bei den bleibenden Zähnen ist das Anfangsstadium dentaler Erosionen bei den Milchzähnen schwirig zu diagnostizieren, da der Schmelz flächenhaft demineralisiert wird und keine Erweichung der Oberfläche feststellbar ist. Eine seidenglänzende, manchmal aber auch matte Oberfläche, später Dellenbildung und Stufen im Schmelz sind Indizien für vestibuläre Erosionen. Kommt es zu einer Dentinbeteiligung, so persistiert oft eine marginale Schmelzleiste. Okklusal entstehen abgerundete Höcker mit schüsselförmigen Defekten bis ins Dentin. In einem späteren Stadium geht die gesamte Oberflächenmorphologie verloren. Orale Erosionen betreffen vor allem Oberkieferinzisiven (Abb. 6-3 und 6-4).[75,124]

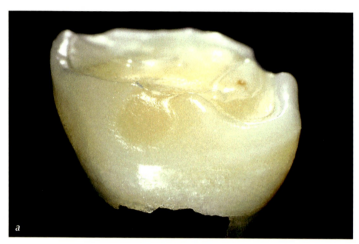

Abb. 6-3a Exfoliierter Milchmolar betrachtet von vestibulär. Auf der Okklusalfläche ist eine typische fortgeschrittene Erosion sichtbar: Totalverlust der Oberflächenmorphologie mit breitflächiger Dentinexposition. Deutliche Dellenbildung, abgerundete Schmelzareale, keine scharfen Kanten.

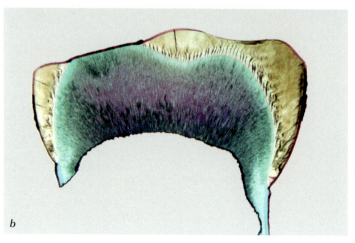

Abb. 6-3b Gleicher Milchmolar wie oben im histologischen Schnitt: Die Kontur der Krone ist abgerundet und zeigt keine scharfen Kanten. Die Dentinbeteiligung ist deutlich sichtbar.

Klinisches Erscheinungsbild

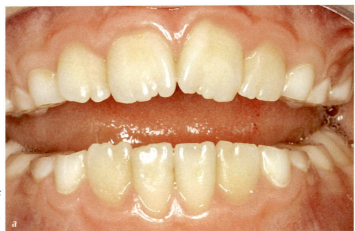

Abb. 6-4a Frontalansicht eines Kindes mit gemischter Dentition: Bei den Milchzähnen (3–5) ist ein deutlicher erosiver Substanzverlust sichtbar.

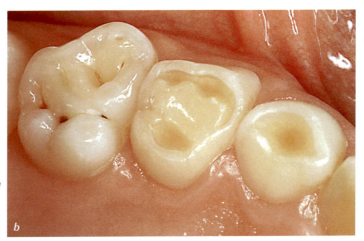

Abb. 6-4b Im 1. Quadranten desselben Patienten ist Zahn 55 weniger betroffen: Während die Zähne 53 und 54 okklusal bzw. inzisal schweren Verlust von Zahnhartsubstanz zeigen, weist Zahn 55 nur einen beginnenden Verlust der Oberflächenstruktur auf. Die BEWE ergibt für den 1. und 2. Sextanten jeweils Grad 3 (vgl. Kapitel 2).

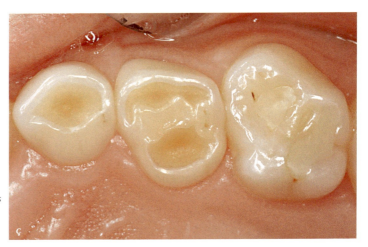

Abb. 6-4c Bei demselben Patienten zeigt sich im 2. Quadranten ein ähnliches klinisches Bild: Auch hier weisen der 2. und der 3. Sextant nach BEWE den Grad 3 auf (vgl. Kapitel 2).

6 Erosionen bei Kindern

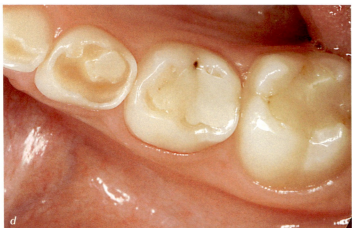

Abb. 6-4d Praktisch kongruent der 3. Quadrant desselben Patienten: Wiederum sind die Zähne 3–5 betroffen. Ein weiteres typisches Merkmal der Erosion sind die überstehenden Kompositfüllungsränder. Der Grund liegt in einer größeren Säureresistenz des Komposits gegenüber dem Schmelz (vgl. Kapitel 7).

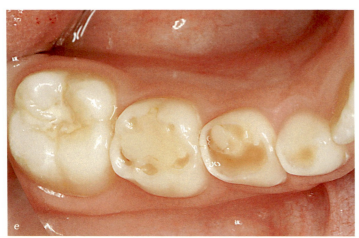

Abb. 6-4e Gleicher Fall wie oben: Die fortgeschrittenen Erosionen der Zähne 83, 84 und 85 sind deutlich sichtbar. Typisch sind die Dellenbildung und der Verlust der Oberflächenstruktur, hier bei allen drei Zähnen mit Dentinbeteiligung.

Restaurative und rekonstruktive Behandlungsstrategien von Erosionen

Thomas Jaeggi, Adrian Lussi

Mit Kasuistiken von:
Thomas Attin, Patrick R. Schmidlin, Olivier O. Schicht, Zürich
Anne Grüninger, Bern
Carola Imfeld, Zürich
Nadine Schlüter, Gießen

Zusammenfassung

Bei fortgeschrittenen dentalen Erosionen wird die restaurative oder rekonstruktive Versorgung notwendig. Vor der Ära der Adhäsivsysteme konnten erosiv stark zerstörte Dentitionen nur mittels Kronen-Brücken-Arbeiten oder mittels abnehmbarer Prothetik versorgt werden. Dank der Verbesserung der Kompositmaterialien und der Adhäsivsysteme wurde es möglich, dentale Erosionen weniger invasiv zu restaurieren. Trotzdem müssen auch heute noch stark destruierte Zähne mit Veneers, Overlays und Kronen versorgt werden. Es gilt zu beachten, dass jeder invasiven Therapie eine gründliche Abklärung der möglichen Ursache(n) der Erosionen vorausgehen muss, damit der erosive Prozess durch Einleitung von präventiven Maßnahmen gestoppt oder zumindest verlangsamt werden kann. Nur so können die eingeleiteten restaurativen Maßnahmen langfristig zum Erfolg führen.

Dieses Kapitel gibt eine Übersicht über die Lebensdauer von Restaurationsmaterialien im sauren Milieu sowie über Behandlungsstrategien bei Erosionspatienten. Besprochen werden verschiedene Therapien von minimalinvasiven direkten Kompositrestaurationen bis zu aufwendigen vollkeramischen Rekonstruktionen. Anhand von Kasuistiken stellen Zahnärzte aus verschiedenen Universitätskliniken ihre Lösungsvorschläge vor.

Bei der Rehabilitation von Erosionspatienten muss, neben der Prävention, immer dem Prinzip des minimalinvasiven Vorgehens gehorcht werden. Nur so kann die Restzahnhartsubstanz möglichst langfristig erhalten werden.

Lebensdauer von Restaurationsmaterialien unter sauren Bedingungen

Morphologische Aspekte

Damit die Anwendung von Adhäsivsystemen korrekt erfolgen kann, muss klinisch die richtige Diagnose hinsichtlich des Zustandes der Zahnhartsubstanz gestellt werden. Es konnte gezeigt werden, dass die Adhäsion von Bonding-Systemen an nicht kariogenen, sklerotischen und zervikalen Dentinarealen geringer war, als diejenige an unveränderten, normalen Dentinflächen. Erklärt wurden diese Unterschiede mit dem Verschluss der Dentintubuli, der dazu führte, dass die Adhäsive keine oder nur geringe Pfropfen in den Tubuli bilden konnten.[150] Ogata und Mitarbeiter untersuchten den Einfluss der Tubulirichtung auf die Dentinhaftwerte von Adhäsiven. Für verschiedene Adhäsivsysteme fanden sie an Flächen, bei denen die Tubuli parallel zur Oberfläche geschnitten waren, höhere Haftwerte als an solchen, bei denen diese senkrecht angeschnitten waren.[122] In einer anderen Studie wurde der Einfluss der verwendeten Schleifkörper bei der Präparation von Dentinarealen auf die Haftkraft eines selbstätzenden Adhäsivsystems geprüft. Dabei zeigte sich, dass eine Oberflächenbehandlung des Dentins mit Stahlschleifern zu günstigeren Haftwerten führte als die Verwendung von Diamantschleifkörpern.[121]

> Die Dentinhaftung von Adhäsivsystemen ist unter anderem abhängig von:
> - der Anzahl angeschnittener Dentintubuli,
> - dem Durchmesser der Dentintubuli (Sklerosierungsgrad),
> - der Anschnittrichung der Dentintubuli,
> - der Oberflächenbearbeitung des Dentins.
>
> Empfehlung: Sklerosiertes Dentin vor dem Ätzen kurz mit Stahlschleifern aufrauhen. Bei offenen Dentintubuli (überempfindliche Zähne): kürzere Ätzzeiten.

Lebensdauer von Restaurationsmaterialien

Die Lebensdauer von Restaurationen hängt von der Lebensdauer des eingesetzten Restaurationsmaterials per se und seiner Abrasionsresistenz,[145] von der Dauerhaftigkeit des Verbundes zwischen Zahn und Restauration, vom Grad der Zerstörung des Zahnes sowie von dessen Lokalisation und Belastung ab.

Verschiedene Studien konnten zeigen, dass Restaurationsmaterialien wie Glasionomerzement und Komposit – richtig eingesetzt und verarbeitet – gute Langzeitergebnisse bezüglich der Lebensdauer der Füllungen aufwiesen. Als Richtwert kann eine Überlebensrate von mehr als 75 % nach 10 Jahren angegeben werden.[50,104,123] Bei größerem Zahnsubstanzverlust sind Vollkeramikrestaurationen (Inlays, Overlays, Teil- oder Vollkronen) die Therapie der Wahl. Sehr gut untersucht ist das Cerec-System bei dem diverse Studien hohe Überlebensraten (90 % nach 10 Jahren) aufzeigten.[45,100,113] Verbesserte Präparationstechniken, Adhäsivsysteme und Restaurationsmaterialien ermöglichen in Zukunft kleinere Restaurationsgrößen. Dadurch wird die Lebensdauer einer Restauration verlängert, selbst wenn diese mechanisch stark beansprucht wird.[102] Es gilt zu beachten, dass die oben genannten Untersuchungen an posterioren Restaurationen durchgeführt wurden, die meistens auf Grund von Karies und nicht auf Grund von Erosionen eingegliedert wurden.

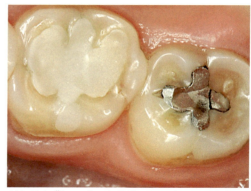

Abb. 7-1 Überstehende Füllungsränder sowohl der Amalgam- als auch der Kompositfüllung bei fortgeschrittenen okklusalen Erosionen der Zähne 37 und 36: Größere Säureresistenz der Füllungsmaterialien als der Zahnhartsubstanz.

10-Jahres-Überlebensraten von Restaurationsmaterialien:
- Glasionomerzement (Zahnhalsfüllungen): 80 %
- Kompositfüllungen (Seitenzahngebiet): 75–80 %
- Keramik (Cerec/Seitenzahngebiet): 90 %

Chemische und physikalische Veränderungen von Restaurationsmaterialien

Es ist zu erwarten, dass es im sauren Milieu nicht nur zur Degradation der Zahnhartsubstanz kommt, sondern dass auch vorhandene Restaurationsmaterialien Veränderungen erfahren. Die Klinik zeigt jedoch, dass diese Veränderungen – unabhängig vom Restaurationsmaterial – meist geringer ausfallen, als bei Schmelz und Dentin, denn bei Erosionspatienten mit vorhandenen Restaurationen werden häufig überstehende Füllungsränder diagnostiziert (Abb. 7-1).

Die chemischen und physikalischen Veränderungen der Zahnhartsubstanz und der Restaurationsmaterialien unter sauren Bedingungen waren Gegenstand diverser Untersuchungen. Es gibt verschiedene Methoden, um die Erosion von dentalen Werkstoffen zu bestimmen: (1) Löslichkeitstest; (2) Residualgewichtsmessung einer Lösung mit eingelegtem Material; (3) Messung des Oberflächenverlustes einer mit dem zu untersuchenden Material gefüllten Kavität.[118] Dabei werden die Materialien meist verschiedenen gepufferten und ungepuf-

Tabelle 7-1 Studien, in denen die Abrasionsresistenz oder der Substanzverlust von Restaurationsmaterialien nach Immersion in verschiedenen Medien untersucht wurde.

Materialien	Medien	Resultate
Keramik	Coca-Cola	Abrasionsresistenz der Keramiken nahm ab (Duceram > Vita Mark II)[3]
Polycarboxylatzement, Zinkphosphatzement, Glasionomerzement	Milchsäure, Milchsäure-Natriumlactat-Pufferlösung	in Pufferlösung mehr Substanzverlust (Polycarboxylat > Zinkphosphat > GIZ)[118]
Komposit, mod. GIZ, GIZ	unterschiedliche Medien pH 1,2–7,0	Säure- und Abrasionsresistenz > Schmelz (Z100 > Fuji II LC > Fuji IX)[143]

ferten Säuren und anderen Substanzen (Nahrungsmittel, Getränke, Nahrungsmittel-simulierende Agenzien) ausgesetzt. Gut untersucht sind Polycarboxylat-, Zinkphosphat-, Glasionomer- und Kompositzemente, kunststoffmodifizierte Glasionomerzemente, Kompomere, Komposite und Keramiken. Es gilt zu beachten, dass sich in allen Untersuchungen alle Materialien in saurer Umgebung veränderten. Bezüglich Abrasionsresistenz und Substanzverlust unter sauren Bedingungen schneiden Keramik und Komposit am besten ab, gefolgt von modifiziertem Glasionomerzement und konventionellem Glasionomerzement (Tab. 7-1). Ein ähnliches Bild zeigt sich bei der Betrachtung der Härteänderung der Materialien unter saurem Einfluss, wobei diese von der Materialzusammensetzung sowie vom pH-Wert und Säuretyp der Immersionslösung abhängig war. Interessant ist die Tatsache, dass die Materialien zum Teil gegensätzlich reagierten (Härtezu- und Härteabnahmen) (Tab. 7-2). Studien, welche die Oberflächenrauigkeit untersuchten, zeigten ebenfalls für Keramik und Komposit die günstigsten Resultate (geringste Zunahme der Oberflächenrauigkeit) (Tab. 7-3).

Verhalten von Restaurationsmaterialien im sauren Milieu:
Alle Materialien zeigen mit der Zeit eine Veränderung. Die häufigsten Veränderungen sind:
- Zunahme der Oberflächenrauigkeit,
- Abnahme der Oberflächenhärte,
- Substanzverlust.

Keramik- und Kompositmaterialien zeigen eine gute Säureresistenz und sind gegenüber Kompomeren und Glasionomerzementen bei Patienten mit Erosionen zu bevorzugen.

Tabelle 7-2 Studien, in denen die Härteänderung von Restaurationsmaterialien nach Immersion in verschiedenen Medien untersucht wurde.

Materialien	Medien	Resultate
Komposit (Ariston, Silux, Z100, Surefil)	Speichel, Wasser, Zitronensäure, Milchsäure, Heptan, Alkohollösung	Korrelation zwischen Härteänderung und Substanzverlust;alle Komposite veränderten sich (Härtezu-/abnahme)[174]
GIZ, mod. GIZ, Kompomer	Coca-Cola, Apfelsaft, Orangensaft	Härtereduktion in allen Getränken (GIZ > mod. GIZ/Kompomer)[4]
Komposit, GIZ, mod. GIZ, Kompomer	Milchsäure, Phosphorsäure, Zitronensäure, Essigsäure	Härteänderung abhängig von Materialzusammensetzung und von pH und Säuretyp der Immersionslösung (Härtezu-/abnahme)[60]
Komposit, Kompomer, Giomer	gepufferte Zitronensäurelösungen (pH 2,5–7,0)	Härteabnahme (Kompomer/Giomer > Komposit); pH-abhängig[114]
Komposit, GIZ, mod. GIZ, Kompomer	Coca-Cola, Orangensaft, Sportgetränk, Joghurt, Suppe	Härteabnahme in Coca-Cola (Komposit, mod. GIZ)[171]
Komposit, GIZ, mod. GIZ, Amalgam	Speichel, Coca-Cola in vitro/in situ (Cycling)	keine Unterschiede bei den Materialien; Härteabnahme aller Materialien nach Cola (nur in vitro!)[49,133]

Tabelle 7-3 Studien, in denen die Oberflächenrauigkeit von Restaurationsmaterialien nach Immersion in verschiedenen Medien untersucht wurde.

Materialien	Medien	Resultate
Komposit, mod. GIZ, Kompomer	Wasser, Speichel, pH-Cycling	Zunahme der Oberflächenrauigkeit aller Materialien nach pH-Cycling[158]
Komposit, Kompomer, Giomer, GIZ	Wasser, Zitronensäure (pH 2,0–6,0)	Oberflächenrauigkeit: GIZ > Kompomer/Giomer > Komposit; pH-abhängig[115]
Kompositzement, Komposit, Keramik	Zahnbürstabrasion mit/ohne pH-Cycling	Oberflächenrauigkeit: Variolink II < Enforce/Rely X; Keramik < Komposit < Kompositzement; pH-Cycling ohne Einfluss![129]

Behandlungsstrategien

Der erosive Zahnhartsubstanzverlust beschränkt sich in der initialen Phase auf den Schmelz. In diesem Stadium zeigen sich noch keine Überempfindlichkeiten an den Zähnen, und Restaurationen werden höchstens aus ästhetischen Gründen nötig oder um eine weitere Progression zu verhindern.

In fortgeschrittenem Stadium der Erosionen kommt es zur Dentinexposition. Eine Behandlung kann sich dabei aus verschiedenen Gründen aufdrängen: (1) Das exponierte Dentin ist überempfindlich. (2) Die Funktion des Zahnes ist nicht mehr gewährleistet. (3) Der erosive Defekt ist für den Patienten ästhetisch inakzeptabel. (4) Es besteht die Gefahr einer Pulpaeröffnung durch die Erosion.[84]

> Behandlungsnotwendigkeiten von Erosionen:
> - Dentinüberempfindlichkeit
> - Verlust der Funktion
> - Verlust der Ästhetik
> - Gefahr der Pulpaschädigung

Jede Therapie sollte so wenig invasiv wie möglich erfolgen. Bei einem solchen konservativen Vorgehen sind adhäsive Materialien zu bevorzugen.[176] Gesunde Zahnsubstanz muss geschont werden. Moderne therapeutische Konzepte implizieren eine Anpassung der Rekonstruktionen an die Zähne und nicht umgekehrt. Schwierigkeiten ergeben sich dabei, wenn der Alveolarfortsatz und die umliegenden Gewebe die verloren gegangene Zahnsubstanz ausgleichen (kompensatorisches Alveolarkammwachstum).[32] Obwohl solche Zähne massiv an klinischer Kronenhöhe verloren haben, behalten sie ihren okklusalen Kontakt, was die Platzverhältnisse und die Retention für Rekonstruktionen stark einschränkt. Um in diesen Fällen trotzdem eine invasive Therapie zu vermeiden, kann es sinnvoll sein, mit orthodontischen Maßnahmen interokklusal Raum zu schaffen. Solche Situationen liegen vor, wenn ganze Zahngruppen z. B. das anteriore Segment kompensatorisch verschoben sind. Dabei kann die orthodontische Therapie mit fixen oder abnehmbaren Apparaturen, wie z. B. der Dahl-Apparatur[32], erfolgen (klinische Fälle 1, 6 und 7). Nach der orthodontischen Korrektur ist es dann möglich, die erosiv geschädigten Zähne zu versorgen.[18] Bis vor wenigen Jahren konnten erosiv stark zerstörte Gebisse nur mittels ausgedehnter Kronen- und Brückenrekonstruktionen oder (in weit fortgeschrittenen Fällen) mit abnehmbaren Prothesen versorgt werden.[51,69,82] Dank der Verbesserungen der Kompositmaterialien und der Adhäsivsysteme ist es heute möglich, erosiv geschädigte Dentitionen weniger invasiv zu sanieren. In den letzten Jahren konnte die Abrasionsresistenz von Kompositmaterialien stark verbessert werden.[145] Dadurch haben heute direkte Kompositrestaurationen auch in stark belasteten Bereichen eine ausgezeichnete Lebensdauer.[50,101] Diverse

Fallpräsentationen zeigen erfolgreiche Rehabilitationen von erosiv und abrasiv geschädigten Dentitionen mittels Adhäsivtechniken.[14,19,63,151]

> Grundprinzipien der Behandlung von Erosionen:
> 1. Ursache(n) des Substanzverlustes eruieren und möglichst eliminieren = Voraussetzung für Langzeiterfolg der restaurativen und rekonstruktiven Maßnahmen.
> 2. Präventive, restaurative und rekonstruktive Behandlungsstrategien richten sich nach dem Schweregrad des Substanzverlustes (z. B. Verlust an vertikaler Dimension). Minimalinvasives Vorgehen!
> 3. Adäquates Recallintervall wählen und Rekonstruktionen professionell unterhalten.

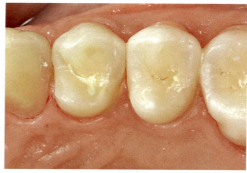

Abb. 7-2 Okklusale Erosionen an den Zähnen 24 und 25.

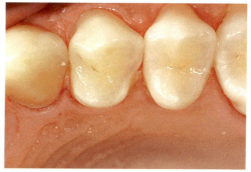

Abb. 7-3 Versiegelung der okklusalen Erosionen der Zähne 24 und 25.

Versiegelungen

Um funktionellen und ästhetischen Problemen vorzubeugen, sollte erosiv (und abrasiv) veränderte Zahnsubstanz bereits in einer initialen Phase therapiert werden. Die minimalstinvasive Maßnahme ist dabei die Versiegelung der geschädigten Zahnoberfläche (Abb. 7-2 und 7-3). Die klinische Erfahrung zeigt, dass mittels Versiegelung von Zahnoberflächen die Überempfindlichkeit von Zähnen vermindert werden kann. Jedoch müssen die Versiegelungen alle 6 bis 9 Monate wiederholt werden.[148]

Kompositergänzungsfüllungen

Typischerweise zeigen okklusale Erosionen Dellen und Grübchen auf den Höckerspitzen, sowie Füllungsränder, welche die angrenzende Zahnsubstanz überragen. Diese Defekte können bis ins Dentin reichen und weisen einen längeren Abfall des Oberflächen-pH-Wertes nach Säureinput auf (unpublizierte eigene Daten). Um eine weitere Progression der erosiven Läsionen zu verhindern, ist es sinnvoll, diese Stellen mit direkten Kompositfüllungen lokal zu versorgen (Abb. 7-4 und 7-5). Dabei ist Komposit als Füllungsmaterial gegenüber konventionel-

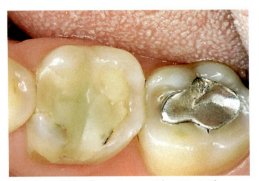
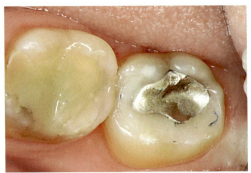

Abb. 7-4 Okklusale Erosion an Zahn 37 mit überstehender Amalgamfüllung.

Abb. 7-5 Versorgung der erosiv geschädigten Areale von Zahn 37 mit einer Kompositergänzungsfüllung als minimalstinvasive Variante.

lem Glasionomerzement zu bevorzugen, da dieser unter sauren Bedingungen desintegrieren kann.[175] Kompositergänzungsfüllungen sind dann zweckmäßig, wenn die benachbarte Zahnsubstanz gesund oder mit einer noch suffizienten Füllung versorgt ist. Dieses Vorgehen entspricht einer minimalstinvasiven Strategie.

Komposit- und Keramikrestaurationen

Solange interokklusal wenig Zahnhartsubstanz verloren gegangen und die anatomische Grundform erhalten ist, können die Zähne direkt mit Kompositmaterialien restauriert werden. Dabei erfolgt häufig nur eine leichte Bisshebung, die von den Patienten üblicherweise problemlos toleriert wird. Die Zähne werden "freihändig" ohne weitere Hilfsmittel oder mittels Schienentechnik[151] direkt im Munde gemäß ihrer ursprünglichen Anatomie aufgebaut. Diese Techniken können nicht nur für okklusale Läsionen, sondern auch für die Wiederherstellung von anderen lokalen, z. B. vestibulären oder oralen Defekten angewandt werden (klinischer Fall 3). Der Vorteil dieser Restaurationsmethode ist, dass die Versorgung defektbezogen und damit substanzschonend durchgeführt werden kann.

Schwieriger wird es, wenn Zahnhartsubstanz massiv verloren gegangen ist und die originale Zahnanatomie fehlt. Meistens ist der Substanzverlust in solchen Situationen vertikal, aber auch vestibulär-oral groß und deshalb eine Rekonstruktion mittels Vollkeramikrestaurationen angezeigt. Patienten melden sich häufig erst dann beim Zahnarzt, wenn sie bemerken, dass sich ihre (oberen) Frontzähne verändern. Eine häufige Motivation, sich für eine Sanierung zu entscheiden, sind bröckelnde und transparente Inzisalkanten. Aus ästhetischen und funktionellen Gründen ist in solchen Situationen mit ausgedehnten Frontzahnerosionen oft eine Versorgung mittels Keramikschalen oder Veneerkronen angezeigt (klinischer Fall 7). Wenn sich an den Seitenzähnen ausgedehnte zwei- oder mehrflächige Defekte präsentieren und der vertikale Substanzverlust groß ist, muss eine Versorgung mittels Komposit- oder Vollkeramikoverlays in Betracht gezogen werden (klinische Fälle 4, 5, 7 und 8). Diese Behandlungsmodalität ermöglicht eine ästhetisch und funktionell hochwertige Rehabilitierung der Zähne unter größtmöglicher Substanzschonung. Es gilt zu beachten, dass solche Restaurationen aufwendig und teuer sind und dass in jedem Fall ein Langzeiterfolg nur garantiert werden kann, wenn begleitend präventive Maßnahmen ergriffen werden. Regelmäßige Recallsitzungen sind unverzichtbar.

Bei sehr stark geschädigten Zähnen mit massivem Bisshöhenverlust muss die anatomische Form sowie die Funktion mit ausgedehnten Rekonstruktionen wiederhergestellt werden. Dies geschieht mittels Kronen- und Brückenarbeiten, wobei auch in solchen Gebissen je nach dem Zerstörungsgrad der einzelnen Zähne alle Restaurationstechniken kombiniert werden können. Die Adhäsivtechnik ist dabei zu bevorzugen, da die Klebefuge mit Komposit die größte Säureresistenz zeigt (siehe hierzu auch weiter oben). In jedem Fall sollte für jeden einzelnen Zahn die minimalstinvasive Rekonstruktionsart gewählt werden.

Wahl der Restaurationsart und des Restaurationsmaterials:

Zahnsubstanzverlust   *Restauration*

Versiegelung
Kompositergänzungsfüllung
Kompositrestauration
Keramikrestauration
Kronen-Brücken-Rekonstruktion/abnehmbare Prothetik

Restaurationsart und -material sind abhängig vom Zerstörungsgrad des Zahnes. Für jeden Zahn ist die minimalstinvasive Variante zu wählen!

Klinische Fälle

Fall 1 (Abb. 7-6 bis 7-16)

Restaurationen mittels direkter Kompositaufbauten kombiniert mit kieferorthopädischer Therapie

Dr. C. Imfeld, Präventivzahnmedizin und Orale Epidemiologie, Universität Zürich

Diagnose: Erosionen an den Zähnen 13 bis 23 oral und an den Zähnen 14 und 24 okklusal und oral
Restaurationen: schützende Pulpaabdeckungen mit Komposit an den Zähnen 12 bis 22; kieferorthopädische Behandlung; langzeitprovisorische Versorgung mit Kompositaufbauten an den Zähnen 13 bis 23

Fallbeschreibung

Die zum Zeitpunkt der Erstuntersuchung 20-jährige Patientin stellte sich wegen fortgeschrittener Zahnhartsubstanzdefekte in der OK-Front sowie der damit verbundenen Hypersensibilität und Veränderung des Aussehens der Zähne vor. Die allgemeine Anamnese war bis auf den Konsum von ca. 10 Zigaretten pro Tag unauffällig. Die spezielle Anamnese mit gezielten Fragen in Hinblick auf die Beteiligung von Magensäure ergab, dass die Patientin bis ins Alter von 14 Jahren unter starken wöchentlichen Migräneanfällen mit regelmäßigem Erbrechen gelitten hatte. Anschließende mechanische Mundhygiene wurde verneint. Obwohl anamnestisch keine Hinweise auf einen gastroösophagealen Reflux vorlagen, erfolgte eine entsprechende Überweisung zur objektiven Abklärung. Trotz einer kleinen axialen Hiatushernie konnte der Gastroenterologe eine schwere Form des Refluxes ausschließen. Bei weiteren Zahnhartsubstanzverlusten sei eine prophylaktische Medikation in Erwägung zu ziehen. Zum Ausschluss diätetischer Einflussfaktoren wurde eine schriftliche Ernährungsanamnese durchgeführt, die keine Auffälligkeiten ergab. Es lagen keine Hinweise auf eine verminderte Speichelfließrate oder Parafunktionen vor. Die Mundhygiene war mäßig, parodontal zeigte sich eine generalisierte Gingivitis.

Diagnose

Fortgeschrittene lokalisierte Erosionen intrinsischen Ursprunges, wahrscheinlich infolge regelmäßigen Erbrechens. In der Folge Elongation der Frontzähne bei generellem kieferorthopädischen Behandlungsbedarf.

Therapie

Aufgrund der Elongation der Frontzähne bis zum Okklusionskontakt war kein Platz für deren orale Restauration vorhanden. Ein Bisshöhenverlust war nicht anzunehmen, weil die Seitenzähne nicht oder nur vernachlässigbar von Erosionen betroffen waren. Da eine kieferorthopädische Behandlung auch unabhängig von der Erosionsproblematik indiziert war, wurde in deren Rahmen der notwendige Platz für die orale Versorgung der Oberkieferfrontzähne gewonnen.

Die Zähne 12 bis 22 wurden oral mit Komposit versorgt, um die Pulpa zu schützen. Als definitive Restaurationen waren Vollkeramikkronen an den Zähnen 11 und 21 und direkte Kompositaufbauten an den Zähnen 13, 12, 22 und 23 geplant. Die Kieferorthopädie stellte die OK-Front nach Absprache so auf, dass deren anatomisch korrekte orale Ausformung möglich war. Die kieferorthopädische Therapie erforderte die Extraktion zweier OK-Prämolaren, wofür die erosionsgeschädigten Zähne 14 und 24 ausgewählt wurden. An den Zähnen 12 bis 22 wurde zwischenzeitlich oral ein weiteres Mal Komposit aufgetragen. Alle Zähne wurden halbjährlich auf einen eventuellen Fortschritt der Erosionen untersucht. Es konnte jedoch keine Aktivität festgestellt werden, sodass keine weitere gastroenterologische Intervention notwendig wurde. Unmittelbar nach dem Debonding wurden die Zähne anatomisch korrekt mit Komposit unter Kofferdam und unter Anwendung der Säureätztechnik und des Total Bonding aufgebaut. Die Patientin war mit dem Ergebnis der Kompositversorgungen so zufrieden, dass sie die Anfertigung von Kronen auf einen späteren Zeitpunkt verschieben wollte. Nach Fertigstellung der Versorgung erschien die Patientin nicht wie gewünscht zur jährlichen dentalhygienischen Sitzung. Im Rahmen der Maintenance waren außer einer lokalen Politur des Komposits und des Ersatzes der Füllung 27 keine Maßnahmen notwendig.

Epikrise

In dem vorgestellten Fall einer sehr jungen (20-jährigen) Patientin waren die Seitenzähne nicht oder nur vernachlässigbar von Erosionen betroffen. Zudem waren sie kariesfrei und nur vereinzelt mit Okklusalfüllungen versorgt. Eine kieferorthopädische Intervention war hier die Therapie der Wahl, um die gesamte Zahnfehlstellung zu beheben und gleichzeitig den benötigten Platz für die restaurative Therapie in der Front zu schaffen. Die gesunde Zahnhartsubstanz der geringgradig versorgten Seitenzähne konnte dadurch geschont werden. Diese Strategie setzt jedoch die Bereitschaft der Patientin voraus, über einen mehr oder weniger langen Zeitraum eine kieferorthopädische Apparatur zu tragen. Die Kompositaufbauten der Oberkieferfront waren nicht als Definitivum gedacht, sodass auf eine individuelle Charakterisierung von Farbe und Form verzichtet wurde. Die Patientin war jedoch auch nach 4 Jahren mit der Ästhetik zufrieden, sodass die Aufbauten weiterhin als Langzeitprovisorium belassen wurden.

7 Restaurative und rekonstruktive Behandlungsstrategien von Erosionen

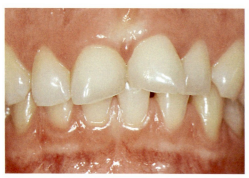

Abb. 7-6 Ausgangssituation – Frontansicht mit Inzisalkantenverlust.

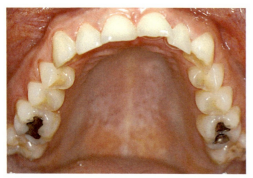

Abb. 7-7 Ausgangssituation – Oberkieferansicht mit Erosionen.

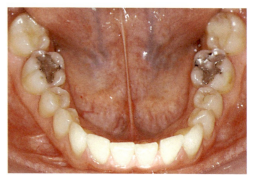

Abb. 7-8 Ausgangssituation – Unterkieferansicht.

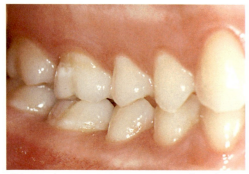

Abb. 7-9 Ausgangssituation – Seitenansicht rechts.

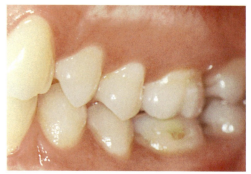

Abb. 7-10 Ausgangssituation – Seitenansicht links.

Klinische Fälle

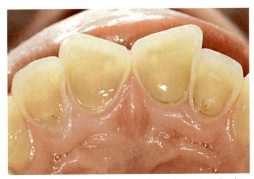

Abb. 7-11 Ausgangssituation – Detailansicht Oberkieferfront oral mit fortgeschrittenen Erosionen.

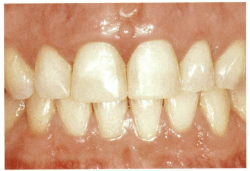

Abb. 7-12 Frontansicht nach kieferorthopädischer Therapie und 4 Jahre nach Restauration der Zähne 13 bis 23 mit direktem Komposit ohne vorhergehende Politur.

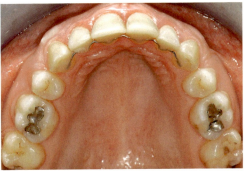

Abb. 7-13 Oberkieferansicht nach kieferorthopädischer Therapie und 4 Jahre nach Restauration der Zähne 13 bis 23 mit direktem Komposit ohne vorhergehende Politur.

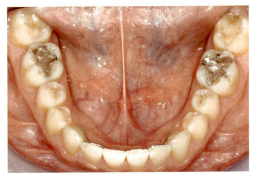

Abb. 7-14 Unterkieferansicht nach kieferorthopädischer Therapie ohne vorhergehende Politur.

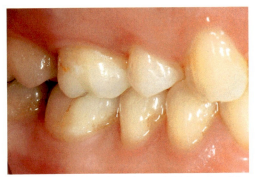

Abb. 7-15 Seitenansicht rechts nach kieferorthopädischer Therapie und 4 Jahre nach Restauration der Zähne 13 bis 23 mit direktem Komposit ohne vorhergehende Politur.

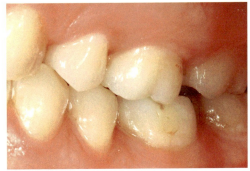

Abb. 7-16 Seitenansicht links nach kieferorthopädischer Therapie und 4 Jahre nach Restauration der Zähne 13 bis 23 mit direktem Komposit ohne vorhergehende Politur.

Fall 2 (Abb. 7-17 bis 7-28)

Restaurationen mit direkten Kompositfüllungen

Dr. N. Schlüter, Poliklinik für Zahnerhaltungskunde und Präventive Zahnheilkunde, Justus-Liebig-Universität Gießen

Diagnose: generalisierte Erosionen an den okklusalen und oralen Zahnflächen
Restaurationen: Versorgung aller Defekte mit direkten Kompositrestaurationen ohne Bisshebung

Fallbeschreibung

Bei dem folgenden Fall handelt es sich um einen 34-jährigen Patienten, der sich mit ausgeprägten Defekten sowohl auf den Okklusalflächen als auch auf den Oralflächen der Oberkieferinzisivi und -canini in der Poliklinik vorstellte. Allgemeinanamnestisch lagen keine Auffälligkeiten vor. Die Erhebung der speziellen Anamnese, unterstützt durch ein über eine Woche offen geführtes Ernährungsprotokoll, ergab einen vermehrten Konsum eines phosphorsäurehaltigen Erfrischungsgetränks bei gleichzeitiger vegetarischer Ernährung mit einem erhöhten Anteil an Obst sowie an Säften. Die säurehaltigen Getränke wurden über den Tag verteilt in vielen kleinen Schlucken zu sich genommen und der Mund wurde bei jedem Schluck mit den Erfrischungsgetränken „ausgespült". Bei der Inspektion der Mundhöhle zeigten sich flächige Defekte der Okklusalflächen der Molaren und Prämolaren im Ober- und im Unterkiefer, sowie der Oralflächen der Inzisivi im Oberkiefer. Die Schleimhaut sowie die gingivalen bzw. parodontalen Verhältnisse stellten sich unauffällig dar. Die Mundhygiene war gut, nur in Einzelfällen war Plaque nachzuweisen.

Diagnose

Generalisierte exogen bedingte Erosionen an oralen und okklusalen Zahnflächen ohne therapiebedürftigen Verlust der vertikalen Dimension, isolierte Karies, Klasse-III-Dysgnathie mit einseitigem Kreuzbiss.

Therapie

Es wurde eine Reduktion des Konsums säurehaltiger Lebensmittel angestrebt. Zusätzlich wurde eine fluoridhaltige Mundspüllösung empfohlen und eine allgemeine Mundhygieneunterweisung durchgeführt, um weiteren säurebedingten Zahnhartsubstanzverlusten vorzubeugen. Nach der Stabilisierung der oralen Situation wurden die Defekte direkt mit einem Kompositmaterial versorgt, ohne weiteren Verlust gesunder Zahnhartsubstanz durch Präparationsmaßnahmen. Insuffiziente Füllungen wurden entfernt und die Defekte in die Rekonstruktionen mit einbezogen. Für die Rekonstruktion der Molaren- und Prämolaren wurde ein Mikrohybridkomposit in Mehrschichttechnik verarbeitet. Im ersten Schritt erfolgte die Rekonstruktion der Molaren des Unterkiefers, wobei auf die Ausformung einer gleichmäßigen Kompensationskurve geachtet wurde. Eine Bissanhebung wurde vermieden. Anschließend wurden die Molaren des Oberkiefers quadrantenweise rekonstruiert. Sobald eine suffiziente Abstützung im Bereich der Molaren erreicht war, wurden die Prämolaren in gleicher Weise aufgebaut. Für die Versorgung der Schneide- und Eckzähne wurde ein Feinstpartikel-Hybridkomposit verwendet, da dieses sehr gute Farb- sowie Poliereigenschaften aufweist. Die Oralflächen der Zähne 13, 12, 22 und 23 wurden überschichtet. Zusätzlich wurden die Inzisalkanten der Zähne 12, 11, 21 und 22 rekonstruiert.

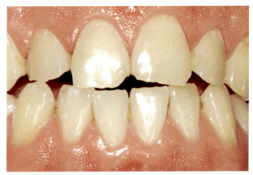

Abb. 7-17 Vestibuläre Aufnahme der Ausgangssituation im Bereich der Zähne 3 bis 3 im Schlussbiss.

Epikrise

Das Decken von erosiven Defekten ohne Tendenz zur Progredienz mit Kompositen stellt eine substanzschonende Form der Versorgung dar. Gerade bei Personen mit Erosionen ist die noch vorhandene Zahnhartsubstanz oftmals karies- und füllungsfrei. Außerdem ist bei erhaltener vertikaler Dimension (wie im vorliegenden Fall) oftmals nur sehr wenig Platz vorhanden, sodass eine Präparation zur Aufnahme von laborgefertigten Restaurationen, wie Teilkronen oder Overlays einen hohen Verlust an gesunder, unversehrter Zahnhartsubstanz nach sich ziehen würde.

Bei dem vorgestellten Fall haben regelmäßige Kontrollen gezeigt, dass die orale Situation seit inzwischen mehr als 5 Jahren stabil ist. Im Hinblick auf die Restaurationen wurden bislang weder ein Füllungsverlust noch eine Tendenz zur Verfärbung der Kompositrestaurationen beobachtet. Die regelmäßige Kontrolle der Approximalräume mit Bissflügelaufnahmen gab keine Hinweise auf Randundichtigkeiten oder Approximalraumkaries.

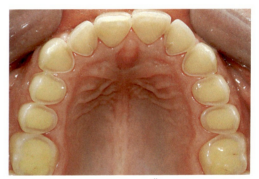

Abb. 7-18 Ausgangssituation – Übersichtsaufnahme des Oberkiefers.

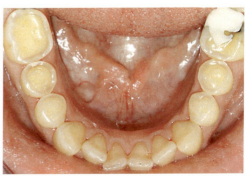

Abb. 7-19 Ausgangssituation – Übersichtsaufnahme des Unterkiefers.

7 Restaurative und rekonstruktive Behandlungsstrategien von Erosionen

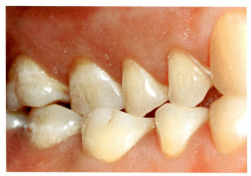

Abb. 7-20 Ausgangssituation – Aufnahme des 1. und 4. Quadranten im Schlussbiss.

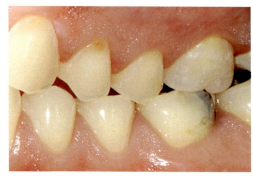

Abb. 7-21 Ausgangssituation – Aufnahme des 2. und 3. Quadranten im Schlussbiss.

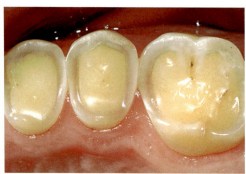

Abb. 7-22 Detailaufnahme der Läsionen an den Zähnen 24 bis 26.

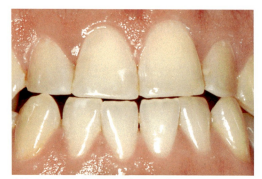

Abb. 7-23 Vestibuläre Aufnahme der Situation nach der Rekonstruktion der Zähne 3 bis 3 im Schlussbiss.

Klinische Fälle

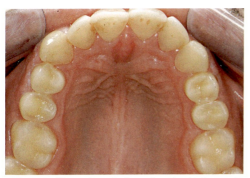

Abb. 7-24 Übersichtsaufnahme des Oberkiefers nach der Rekonstruktion.

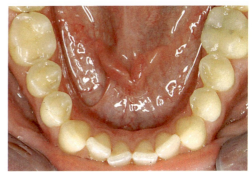

Abb. 7-25 Übersichtsaufnahme des Unterkiefers nach der Rekonstruktion.

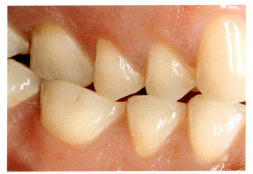

Abb. 7-26 Aufnahme des 1. und 4. Quadranten im Schlussbiss nach der Rekonstruktion.

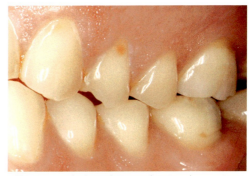

Abb. 7-27 Aufnahme des 2. und 3. Quadranten im Schlussbiss nach der Rekonstruktion.

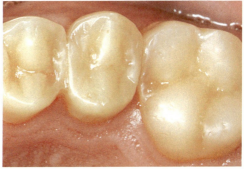

Abb. 7-28 Detailaufnahme der Rekonstruktionen der Zähne 24 bis 26.

Fall 3 (Abb. 7-29 bis 7-42)

Anwendung einer Schienentechnik mit Komposit

Patrick R. Schmidlin, Olivier O. Schicht und Thomas Attin, Klinik für Präventivzahnmedizin, Parodontologie und Kariologie, Universität Zürich

Die Sanierung erosionsbedingter Substanzschäden erfolgt traditionellerweise durch eine komplette Überkronung der betroffenen Zähne.[116] Dieses stark invasive Vorgehen bedeutet jedoch, einen hohen Verlust an gesunder Zahnhartsubstanz in Kauf zu nehmen. Dank Fortschritten in der adhäsiven Zahnmedizin ist es inzwischen möglich, substanzschonende Behandlungsmethoden einzusetzen, wie zum Beispiel die Anfertigung von vollkeramischen okklusalen Overlays im Seitenzahnbereich.[63] Doch stellen auch diese Rekonstruktionen indirekt hergestellte Werkstücke dar, die in der Regel eine mehr oder weniger ausgeprägte präparative Substanzopferung der Zähne erfordern. Die direkte Verwendung von Kompositmaterialien scheint für umfangreiche orale Rehabilitationen bei erosionsbedingten Substanzschäden indessen noch wenig verbreitet zu sein. Die Vorteile eines direkten Behandlungsansatzes sind dabei allerdings nicht allein in der äußerst geringen Invasivität, sondern auch in den verhältnismäßig niedrigen Behandlungskosten zu sehen.

Wir haben eine Methode entwickelt, mit der verloren gegangene Zahnhartsubstanz durch Einsatz einer „Schienentechnik" mit direkten adhäsiven okklusalen Kompositrestaurationen wieder ersetzt werden kann.[141,151] In einer Fall-Kontrollstudie konnte gezeigt werden, dass mit dieser Technik in einer durchschnittlichen Nachbeobachtungszeit von 3 Jahren stabile Resultate erzielbar sind.[142]

Im Folgenden werden die technischen Grundlagen beschrieben und das klinische Vorgehen am Modell illustriert. Ein aktueller klinischer Fall komplettiert die Darstellung.

Vorbehandlung/Planung

Nach eingehender Befundaufnahme werden Abformungen von Unter- und Oberkiefer angefertigt sowie eine Gesichtsbogen- und/oder Bissregistrierung durchgeführt. Auf die sorgfältige Analyse der einartikulierten Modelle folgt die Erstellung der Behandlungsplanung, bei der eindeutig festgelegt wird, um wie viel die vertikale Dimension verändert werden soll und wie die einzelnen Kiefer zu versorgen sind. Prinzipiell stehen bei Behandlungsnotwendigkeit beider Kiefer folgende Varianten zur Auswahl. Einerseits kann zunächst ein Kiefer mithilfe der Schienentechnik rekonstruiert werden, während der Gegenkiefer nachfolgend mit laborgefertigten Restaurationen oder ebenfalls unter Nutzung der Schienentechnik versorgt wird. Andererseits kann, besonders wenn eine Zahnreihe nur gering ausgeprägte Zahnhartsubstanzverluste aufweist, vorgängig der direkte Aufbau eines Kiefers mit Komposit erfolgen. Anschließend wird dann nach erneuter Abformung des bereits versorgten Kiefers sowie der entsprechenden Modellherstellung und -einartikulierung der Gegenkiefer unter Zuhilfenahme der Schienentechnik aufgebaut. Je nach Fall und geplanter Bisshebung kann es allerdings sinnvoll sein, vor dem klinischen Aufbau der Okklusion eine Stabilisierungsschiene anzufertigen, um den Patienten an die neue Situation zu gewöhnen und einer Kiefergelenkssymptomatik vorzubeugen.[57,107] Ist die genaue Vorgehensweise festgelegt und sind die entsprechenden Behandlungsunterlagen zusammengestellt, wird im zahntechnischen Labor die gewünschte Bisshebung im Artikulator fixiert und ein Wax-up der ausgewählten Seitenzahnbereiche hergestellt. Bei der Anfertigung des Wax-ups werden jeweils die Front- und die distalsten Seitenzähne (oder Höcker) jedes Quadranten nicht aufgebaut. Es ist auch möglich, diese Zähne in das Wax-up einzubeziehen, falls eine ausreichende Abstützung der Schiene durch bukkale, labiale oder orale Zahnflächen gewährleistet werden kann. Nach seiner Fertigstellung wird das Wax-up-Modell doubliert und die Tiefziehschiene auf dem neu angefertigten Gipsmodell hergestellt.

Klinisches Vorgehen

Nach Lokalanästhesie (nicht zwingend erforderlich, situationsabhängig) werden die Zähne des ganzen (oder halben) Zahnbogens mittels Kofferdam trockengelegt. Die Dentition wird mit Polierpaste gereinigt. Die Separation der Zähne kann entweder durch transparente Kunststoff- oder durch Stahlmatrizen erfolgen. Teflonfolie stellt hierbei ebenfalls eine hervorragende Alternative dar. Wichtig ist beim Vorliegen fester Kontaktpunkte die schonende Separation der Interdentalräume zum Einbringen der Matrizen. Sie lässt sich mit einem interdental hebelnd angesetzten Spatel erreichen. Ein wichtiger Schritt ist das Prüfen der Passgenauigkeit und Sitzstabilität der Schiene vor und nach der Separation. Die Schiene sollte in Endposition die verlorene Zahnhartsubstanz als Hohlraum gemäß Wax-up im okklusalen Bereich zwischen Schienenkunststoff und Restzahnsubstanz erkennen lassen. Besonders im distalen Kofferdamklammerbereich ist es unter Umständen erforderlich, die Schiene zu modifizieren. Danach erfolgt die Vorbereitung der Zähne 4 und 6 zur adhäsiven Befestigung. Hierbei variiert die Vorgehensweise je nach verwendetem Adhäsiv- und Kompositsystem. Wir empfehlen zunächst das mechanische Anrauen mit einem Sandstrahlgerät (AlO_3-Pulver) und das Ätzen des Zahnschmelzes für mindestens 30 Sekunden mit Phosphorsäure. Auf eventuell noch vorhandene Anteile von Kompositfüllungen (klinisch und radiologisch suffizient) sollte anschließend ein Silan aufgetragen werden. Es empfiehlt sich, großflächige alte Füllungen vor dem okklusalen Aufbau auszutauschen. Kleinere Füllungen können zusammen mit dem schienenunterstützten Zahnaufbau appliziert werden. Anschließend erfolgen die weiteren systemabhängigen Konditionierungsschritte und die Applikation des Adhäsivs. Danach wird Komposit in der fehlenden Zahnsubstanz entsprechenden Menge auf die Zähne und in die Schiene appliziert und letztere mit gleichmäßigem Druck langsam positioniert. Grobe Überschüsse werden bereits vor der Lichthärtung entfernt. Die Photopolymerisation durch die Schiene erfolgt nur für 3 bis 4 Sekunden, wodurch ein oberflächliches „Einfrieren" des Kompositmaterials erreicht wird. Nun kann die Schiene vorsichtig abgenommen werden. Vorhandene Überschüsse können anschließend mit einem Skalpell entfernt werden. Dann erst erfolgt die vollständige Polymerisation durch Bestrahlung von okklusal, bukkal und oral für jeweils weitere 60 Sekunden. Nach der anschließenden Grobausarbeitung der bereits aufgebauten Zähne – vor allem interdental – werden im nächsten Schritt nach dem eben beschriebenen Vorgehen die 5er konditioniert und versorgt. Zuletzt erfolgt die Rekonstruktion der 7er, entweder direkt oder ebenfalls mittels Schiene. Nachdem beide Quadranten eines Kiefers restauriert wurden, wird die Feinkorrektur der Okklusion vorgenommen. Die Politur der gelegten Füllungen schließt die Behandlungssitzung ab.

Schlussfolgerung

Der Einsatz von Kompositmaterialien für Restaurationen im Seitenzahnbereich wird in der Literatur teilweise immer noch kontrovers diskutiert, scheint sich aber in der Klinik weitgehend durchgesetzt zu haben.[50,65] Trotzdem werden Komposite zur umfangreichen direkten Rekonstruktion von Zähnen eher zurückhaltend eingesetzt – dies vor allem wegen befürchteter hoher Verschleißraten und unsicherer Langzeitprognose. Hinzu kommt, dass die Verarbeitung dentaler Füllungskomposite ausgesprochen anspruchsvoll, techniksensitiv und zeitaufwendig ist. Studien, in denen direkte Kompositrestaurationen im okklusionsbelasteten Seitenzahnbereich auf Verschleiß und Langzeiterfolg in vivo untersucht wurden, liefern aufgrund der unüberschaubaren Zahl verwendeter Füllungsmaterialien nur ganz grob formulierte Ergebnisse und Empfehlungen.[23,98,102] Die beschriebene komplexe Anwendung des Füllungskomposits hat sich jedoch an unserer Klinik bewährt. Die Erfahrungen nach 3 Jahren sind positiv und die Patientenakzeptanz ist groß.[142]

Grundsätzlich kann festgehalten werden, dass die Langzeitprognose direkter Kompositrestaurationen im Allgemeinen nicht nur vom verwendeten Material abhängt, sondern zudem wesentlich von der klinischen Planung, der Verarbeitung durch den Zahnarzt, den Lebensgewohnheiten und der individuell betriebenen Mundhygiene des Patienten[101] beeinflusst wird. Die präsentierte Methode stellt wie fast alle klinischen Techniken in der Zahnmedizin lediglich einen Weg von vielen dar. Dennoch scheint das günstige Kosten-Nutzen-Verhältnis und besonders die geringe oder fehlende Invasivität die Erwägung dieser Therapiealternative auch (oder gerade) in der Privatpraxis zu rechtfertigen.

Step-by-step-Vorgehen am Modell

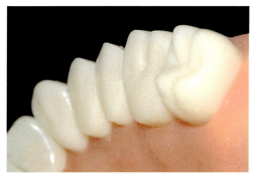

Abb. 7-29 Ausgangssituation – okklusal ungleichmäßig ausgeprägte Erosionsdefekte der Seitenzähne.

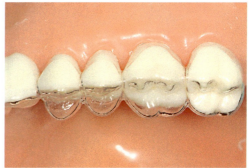

Abb. 7-30 Tiefziehschiene in situ: Extension bis zum Gingivarand. Der Sitz sollte in Endposition spannungsfrei sein. Sichtbar ist der durch das Wax-up vorgegebene Hohlraum (= zu ersetzende Zahnhartsubstanz).

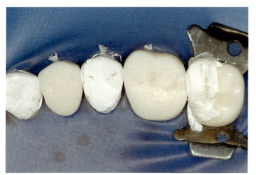

Abb. 7-31 Teflonbandisolierung der Nachbarzähne.

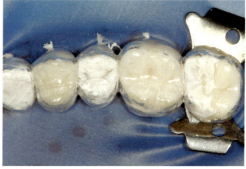

Abb. 7-32 Einprobe der Formhilfe nach Isolierung der entsprechenden Zähne.

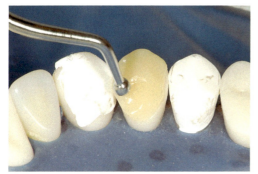

Abb. 7-33 Applikation des Restaurationskomposits nach vorhergehender Konditionierung der Zahnoberfläche auf den zu versorgenden Zahn.

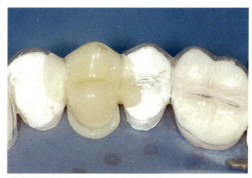

Abb. 7-34 Mit Komposit befüllte Schiene nach dem Einsetzen. Die zervikal hervorquellenden Überschüsse können vor dem kurzen Anpolymerisieren des Komposits leicht entfernt werden.

7 Restaurative und rekonstruktive Behandlungsstrategien von Erosionen

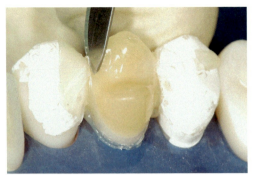

Abb. 7-35 Nach kurzer Lichthärtung (ca. 3 Sek.) und vorsichtiger Abnahme der Tiefziehschiene: Entfernung der über die Isolation der Nachbarzähne geflossenen Kompositanteile mit einem Skalpell, dann vollständige Lichtpolymerisierung der Restauration.

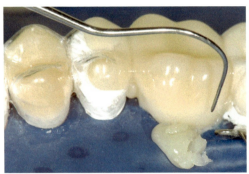

Abb. 7-36 Identische Vorgehensweise bei der Versorgung des nächsten Zahnes des Quadranten.

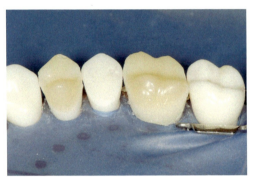

Abb. 7-37 Zustand nach Grobausarbeitung der bereits gelegten Füllungen. Die Approximalflächen sollten dabei besonders berücksichtigt werden, um die spätere Politur der zwischen den bereits versorgten Zähnen liegenden Restauration zu erleichtern.

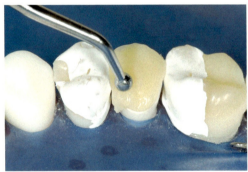

Abb. 7-38 Isolation der zuvor rekonstruierten Zähne mit Teflonband und Applikation des Komposits auf den aktuell zu versorgenden Zahn.

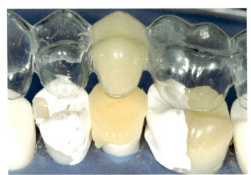

Abb. 7-39 Die mit Komposit befüllte Formhilfe vor dem Einsetzen.

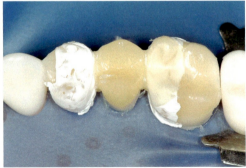

Abb. 7-40 Ansicht des Quadranten nach der Abnahme der Schiene vor der vollständigen Polymerisation.

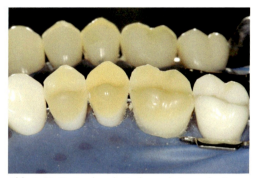

Abb. 7-41 Zustand nach Grobausarbeitung der Restaurationen.

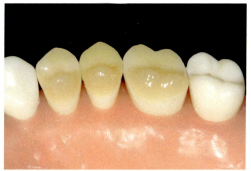

Abb. 7-42 Vollständig polierte Kompositversorgungen nach Abnahme des Kofferdams.

Klinischer Fall – Restauration mittels direkter Kompositfüllungen unter Anwendung der Schienentechnik und Vollkeramikkronen

Dr. O. Schicht, Präventivzahnmedizin und Orale Epidemiologie, Universität Zürich

Diagnose: multiple dentale Erosionen an oralen, okklusalen und vestibulären Zahnflächen
Restaurationen: Bisshebung um > 2 mm mit direkten Kompositaufbauten unter Einsatz der Schienentechnik; Versorgung der Zähne 13 bis 23 mit Vollkeramikkronen

Fallbeschreibung

Die bei der Erstvorstellung 34-jährige Patientin wurde von einem Fachzentrum für Menschen mit Essstörungen zur Abklärung ihrer offensichtlichen Zahnschäden überwiesen. Zu diesem Zeitpunkt war die Grunderkrankung, eine Essstörung mit aktiven Maßnahmen zur Gewichtsreduktion (Bulimie), die mehrere Jahre bestanden hatte, bereits remittiert und die Patientin seit mehreren Monaten anfallsfrei. Die Patientin befand sich weiterhin in Psychotherapie, welche die tägliche Einnahme eines gering dosierten Antidepressivums beinhaltete. Mit Ausnahme eines regelmäßigen Nikotinkonsums waren ansonsten anamnestisch keine Auffälligkeiten festzustellen. Im Rahmen der Anamneseerhebung berichtete die Patientin, dass sie unter einer Zahnarztphobie leide und aus diesem Grund seit etwa 20 Jahren nicht mehr zahnärztlich untersucht oder behandelt worden sei. Beschwerden hatte sie jedoch nicht, lediglich die durch den Zahnsubstanzverlust beeinträchtigte Ästhetik wurde beklagt. Die eingehende Untersuchung offenbarte generalisierte Erosionen. Weiterhin fielen bei der dentalen Befundaufnahme insuffiziente Amalgamfüllungen und Primärkaries im Seitenzahnbereich auf. Alle Zähne zeigten eine positive Reaktion auf die Vitalitätsprobe mit CO_2. Außerdem waren vor allem im

Seitenzahnbereich kleine Schlifffacetten als Attritionsfolge zu erkennen. Eine ausgeprägte Parafunktion ließ sich jedoch nicht eruieren. Aufgrund des Erscheinungsbildes der Erosionen konnte das derzeitige Fehlen eines erosiven Einflusses auf die Zahnhartsubstanz bestätigt werden. Hinsichtlich der vertikalen Dimension war aufgrund des erfolgten Zahnhartsubstanzverlustes von einer Reduktion um ca. 3 mm auszugehen. Es lagen keine Hinweise auf eine verminderte Mundflüssigkeitsmenge vor. Parodontal zeigten sich eine lokalisierte Gingivitis und vereinzelte Rezessionen.

Diagnose

Generalisierte inaktive intrinsische Erosionen mit Bisshöhenverlust infolge früherer Essstörung mit aktiven Maßnahmen. Zusätzlich Primär- und Sekundärkaries im Seitenzahnbereich.

Therapie

Die erforderliche Sanierung sollte in Absprache mit der Patientin minimalinvasiven Behandlungsgrundsätzen folgen und sah eine Anhebung der Bisslage um ca. 2–3 mm vor. Mit Blick auf die geplante schrittweise Anhebung des Bisses und das insgesamt eher geringe Ausmaß der Erhöhung wurde auf eine vorgängige Schienentherapie zur Adaptation der neuen Situation verzichtet. Da der Ausprägungsgrad der Erosionsdefekte im Unterkiefer deutlich geringer ausfiel als im Oberkiefer wurden zunächst die Unterkieferseitenzähne und daran anschließend die Unterkieferfrontzähne direkt mit Komposit aufgebaut, was zu einer Bisshebung von ungefähr 1 mm führte. Allenfalls erforderliche Kariestherapien wurden gleichzeitig vorgenommen. Danach erfolgte die Wiederherstellung der Oberkieferseitenzähne 14 bis 16 und 24 bis 26 auf der Grundlage eines vom Zahntechniker angefertigten Wax-ups mittels einer Tiefziehschiene mit Komposit. Die Zähne 17 und 27 wurden wiederum direkt mit Komposit rekonstruiert. Auch im Oberkiefer wurden erneuerungsbedürftige Füllungen und Kariesläsionen zeitgleich mit den Aufbauten unter Anwendung der Inkrementtechnik versorgt. Die Wiederherstellung der regulären Zahnmorphologie der Oberkieferseitenzähne führte zu einer weiteren Bisserhöhung um ca. 1,5 mm und wurde von der Patientin problemfrei akzeptiert. Bedingt durch die Rauchgewohnheiten der Patientin, ihren Wunsch nach einer konstant gefälligen Frontzahnästhetik und nicht zuletzt den ausgeprägten Zahnhartsubstanzverlust wurde nach eingehender Diskussion mit der Patientin bei der Rekonstruktion der Oberkieferfrontzähne von einer Kompositlösung Abstand genommen. Abschließend erfolgte daher zeitnah die Rekonstruktion der Zähne 13 bis 23 mit Vollkeramikkronen, wobei zunächst laborunterstützt angefertigte Kronenprovisorien eingesetzt wurden. Um die nicht allein durch die verkürzten Frontzähne, sondern auch durch den ungünstigen Gingivaverlauf beeinträchtigte Frontzahnästhetik zu verbessern, war bereits vor Behandlungsbeginn zur Harmonisierung der Gingivaverlaufslinie eine auf den labialen Bereich der Zähne 11 und 21 begrenzte chirurgische Kronenverlängerung durchgeführt worden. Das erzielte Behandlungsendergebnis stellte die Patientin sowohl in funktioneller als auch in ästhetischer Hinsicht vollauf zufrieden.

Epikrise

Die im vorliegenden Fall gewählte Vorgehensweise hatte zum Ziel, lediglich die verloren gegangene Zahnhartsubstanz zu ersetzen. Komposit stellte in diesem Zusammenhang das Material der Wahl dar, da es nahezu ohne präparative Substanzforderung verarbeitet werden kann. Die schienenunterstützte Applikationstechnik erleichterte dabei die Einstellung der Okklusion der Rekonstruktionen im Rahmen der Bisshebung. Obwohl das Komposit mit dieser Technik in einem sehr großen Inkrement auf den Zahn aufgebracht wird, ist bedingt durch den defektmorphologisch vorgegebenen verhältnismäßig kleinen C-Faktor keine wesentliche Beeinträchtigung der Füllungs- und Randqualität zu erwarten. In Bezug auf die Dauerhaftigkeit der Versorgungen kann es weiterhin als Vorteil angesehen werden, dass die den Zahnschäden zu Grunde liegende Ursache nicht mehr vorliegt. Dennoch ist realistischerweise werkstoffbedingt von einer begrenzten Lebensdauer der Rekonstruktionen auszugehen. Zudem kann damit gerechnet werden, dass die ohnehin limitierte ästhetische Qualität der Kompositaufbauten durch den Nikotinkonsum der Patientin zunehmend beeinträchtigt werden wird. Betrachtet man allerdings das relativ geringe Alter der Patientin, so erscheint der weitgehende Verzicht auf invasive Behandlungstechniken gerechtfertigt. Selbstverständlich sollte die klinische Situation im Rahmen von Kontrolluntersuchungen regelmäßig evaluiert werden.

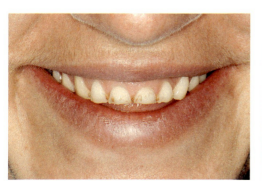

Abb. 7-43 Lippenansicht der lächelnden Patientin bei der Erstvorstellung: ästhetisch ungünstige Gingivaexposition durch die von den 3ern zu den 1ern abfallende Gingivaverlaufslinie.

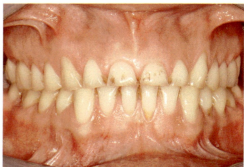

Abb. 7-44 Frontale Übersicht der initialen Gebisssituation.

7 Restaurative und rekonstruktive Behandlungsstrategien von Erosionen

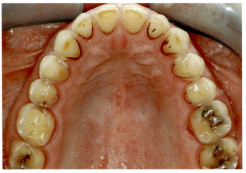

Abb. 7-45 Ansicht des Oberkiefers vor der Behandlung: generalisiert ausgeprägte inaktive Erosionen mit großflächiger Dentinexposition, Approximalkaries an Zahn 15 distal, Okklusalkaries an Zahn 17, Kariesrezidiv an den Zähnen 26 und 27.

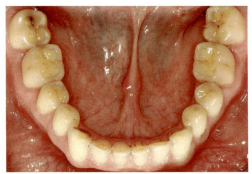

Abb. 7-46 Ausgangszustand des Unterkiefers. Inaktive okklusale und bukkale Erosionen, Okklusalkaries an Zahn 47.

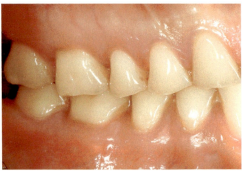

Abb. 7-47 Lateralansicht des Gebisses vor Therapiebeginn: Abflachung der regulären Zahnanatomie mit Verlust an vertikaler Höhe (Ansicht von rechts).

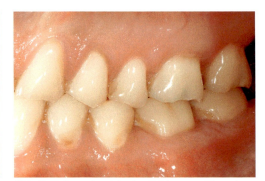

Abb. 7-48 Lateralansicht des Gebisses vor Therapiebeginn: Abflachung der regulären Zahnanatomie mit Verlust an vertikaler Höhe (Ansicht von links).

Klinische Fälle

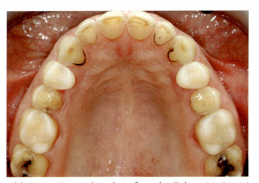

Abb. 7-49 Zustand nach Aufbau der Zähne 14, 24, 16 und 26. Die insuffiziente Amalgamfüllung an Zahn 26 wurde vor dem Aufbau der Okklusalfläche in gleicher Sitzung durch Komposit ersetzt.

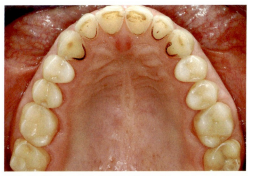

Abb. 7-50 Situation nach vollständiger Rekonstruktion der Oberkieferseitenzähne: Die kariöse Läsion an 15 distal wurde in der gleichen Sitzung vor dem Okklusalflächenaufbau mittels Schiene mit der klassischen Inkrement-Umhärtungstechnik versorgt.
Die Zähne 17 und 27 wurden nach vorhergehender Kariesentfernung direkt mit Komposit aufgebaut.

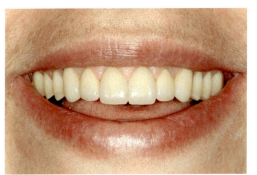

Abb. 7-51 Lippenansicht der lächelnden Patientin nach Behandlungsabschluss: Die Ginigvaexposition im Bereich der zentralen Schneidezähne konnte reduziert werden, der Gingivaverlauf erscheint harmonischer.

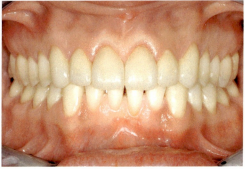

Abb. 7-52 Frontalansicht des vollständig sanierten Gebisses: Die definitive Versorgung der Zähne 13 bis 23 erfolgte mit Vollkeramikkronen.

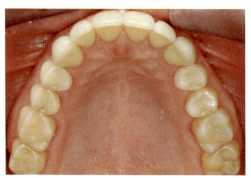

Abb. 7-53 Ansicht des Oberkiefers nach abgeschlossener Sanierung.

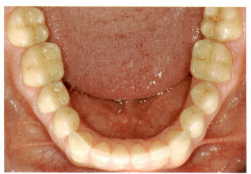

Abb. 7-54 Unterkieferübersicht der Schlusssituation: Im Seitenzahnbereich wurden lediglich die lokalisiert starken Substanzverluste okkluso-bukkal mit Komposit ausgeglichen. Zeitgleich erfolgte die Versorgung der Okklusalkaries an Zahn 47.

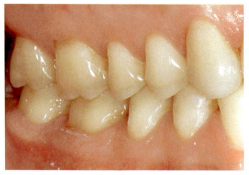

Abb. 7-55 Lateralansicht des Gebisses nach Therapieende (Ansicht von rechts).

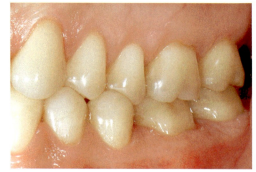

Abb. 7-56 Lateralansicht des Gebisses nach Therapieende (Ansicht von links).

Fall 4 (Abb. 7-57 bis 7-71)

Restaurationen mittels direkter Kompositfüllungen und Kompositoverlays

Dr. C. Imfeld, Präventivzahnmedizin und Orale Epidemiologie, Universität Zürich

Diagnose: multiple dentale Erosionen an bukkalen, okklusalen und oralen Zahnflächen, teilweise kombiniert mit Attrition
Restaurationen: Bisshebung um > 2 mm unter Einsatz von direkten Kompositaufbauten und Kompositoverlays im Seitenzahnbereich; übrige Defektversorgung mit direkten Kompositaufbauten

Fallbeschreibung

Bei dem hier vorgestellten 31-jährigen Patienten war vom Hauszahnarzt eine Überkronung mindestens aller Seitenzähne mit Kronenverlängerung geplant worden, um die vorliegenden Zahnhartsubstanzdefekte zu restaurieren. Aus Gründen der Invasivität und wegen der hohen Kosten lehnte der Patient den Therapievorschlag ab und bat um eine alternative Versorgung. Zu diesem Zweck überwies der Hauszahnarzt den Patienten an unsere Klinik. Die allgemeine Anamnese war unauffällig. Im Rahmen der speziellen Anamnese beklagte der Patient Hypersensibilitäten resp. Schmerzen beim Konsum von sauren Getränken und Speisen schon seit mehreren Jahren. Anhand der vorliegenden Röntgenbilder konnte der Hauptanteil der Zahnhartsubstanzverluste einem Zeitraum von etwa 2 Jahren zwischen dem 10. und 8. Jahr vor der Behandlung zugeordnet werden. Seitdem war nur ein geringer Fortschritt zu verzeichnen. Die gezielte Nachfrage nach Reflux-assoziierten Symptomen (auch in der Vergangenheit) war negativ. Die schriftliche aktuelle Ernährungsanamnese wie auch die mündliche Diätanalyse der letzten Jahre waren unauffällig. Der dentale Befund ergab fortgeschrittene Erosionen generalisiert an okklusalen Flächen der Seitenzähne sowie oral an den Oberkieferfrontzähnen und lokalisiert an bukkalen Zahnflächen. Gleichzeitig waren Attritionsspuren zu erkennen. Auf Nachfrage gab der Patient an, regelmäßig und stark mit den Zähnen zu knirschen. Der parodontale Befund war unauffällig und die Speichelfließrate lag im physiologischen Bereich.

Diagnose

Fortgeschrittene inaktive, idiopathische Erosionen mit zusätzlichen attritiven und abrasiven Einflussfaktoren.

Therapie

Nach Vorstellung unterschiedlicher Therapiemöglichkeiten entschied sich der Patient für direkte Kompositaufbauten im gesamten Oberkiefer sowie an den Zähnen 34 bis 44 und 47. An den Zähnen 37, 36, 35, 45 und 46 waren Kompositoverlays vorgesehen. Die Weisheitszähne sollten entfernt werden. In einem ersten Schritt wurden die OK-Seitenzähne direkt und freihand unter gleichzeitiger Bisserhöhung mit Komposit aufgebaut. Im zweiten Schritt wurden die Kompositoverlays an den genannten UK-

Seitenzähnen angefertigt. Der Zahntechniker konnte dabei die Okklusion auf die direkten Restaurationen im Oberkiefer ausrichten bzw. notwendige Einschleifkorrekturen am Komposit im Oberkiefer einzeichnen. Gleichzeitig erfolgte eine weitere Bisshebung. Die wenig betroffenen Zähne 34, 44 und 47 wurden wiederum mit direktem Komposit versorgt. In der Ober- und Unterkieferfront bot sich nach der erfolgten Bisshebung genug Platz, um alle Frontzähne direkt mit Komposit zu restaurieren. Analog wurde mit den bukkalen Erosionen verfahren. Alle adhäsiven Restaurationen wurden unter Kofferdam und Anwendung der Säureätztechnik und des Total Bonding durchgeführt. Nach einer Kontrollsitzung inklusive Feinpolitur wurde eine Michigan-Schiene für den Oberkiefer angefertigt. Der Patient erschien seitdem jährlich zur Kontrolle und dentalhygienischen Behandlung. Im Rahmen der Maintenance wurden lokale Polituren des Komposits, die Reparatur eines Chippings an Zahn 23 sowie eine Wiederbefestigung des gelösten Overlays 35 notwendig. Ebenso musste die Michigan-Schiene aufgrund einer Fraktur und wegen durchgeknirschter Stellen repariert werden.

Epikrise
Die Zahnhartsubstanzdefekte konnten gemäß den Wünschen des Patienten minimalinvasiv und mit geringem finanziellen Aufwand restauriert werden. Der Unterhalt der Restaurationen war mit kleineren Reparaturen gering. Das Komposit zeigt nach über 7 Jahren vor allem an den OK-Seitenzähnen deutliche Abnutzungserscheinungen. Dennoch halten wir die vorgeschlagene Therapie gerade bei jungen Patienten für vorteilhaft, weil sie gesunde Zahnhartsubstanz schont und damit langfristig den Zahnerhalt fördert. Da sich die Kompositoverlays als stabiler erwiesen haben als die direkten Kompositaufbauten, könnte in Erwägung gezogen werden, antagonistisch zu Overlays ebenfalls mit laborgefertigten Werkstücken zu arbeiten. Keramikrestaurationen wären wahrscheinlich weniger angegriffen worden und hätten über den dargestellten Zeitraum eine größere Stabilität bewiesen. Sie wären jedoch wegen der größeren erforderlichen Schichtdicke invasiver gewesen. Hinzu kommt die Frakturgefahr beim vorliegenden Bruxismus. Der Patient würde trotz der Abnutzungserscheinungen und der einer laborgefertigten Keramikarbeit unterlegenen Ästhetik wieder die durchgeführte Therapie wählen.

Klinische Fälle

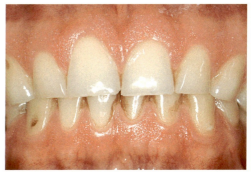

Abb. 7-57 Ausgangssituation – Frontansicht mit labialen Erosionen.

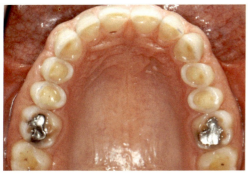

Abb. 7-58 Ausgangssituation – Oberkieferansicht mit Erosionen und Attritionsspuren.

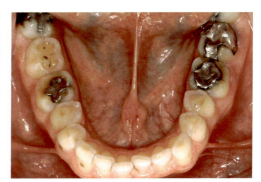

Abb. 7-59 Ausgangssituation – Unterkieferansicht mit Erosionen und Attritionsspuren.

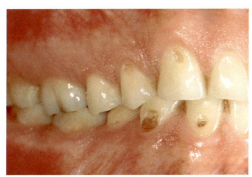

Abb. 7-60 Ausgangssituation – Seitenansicht rechts mit Erosionen.

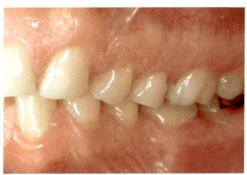

Abb. 7-61 Ausgangssituation – Seitenansicht links mit Erosionen.

7 Restaurative und rekonstruktive Behandlungsstrategien von Erosionen

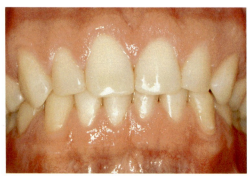

Abb. 7-62 Frontansicht nach Therapie mit direktem Komposit.

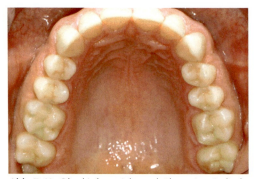

Abb. 7-63 Oberkieferansicht nach Therapie mit direktem Komposit.

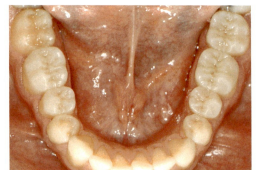

Abb. 7-64 Unterkieferansicht nach Therapie der Zähne 37 bis 35, 45 und 46 mit Kompositoverlays und der Zähne 34 bis 44 und 47 mit direkten Kompositaufbauten.

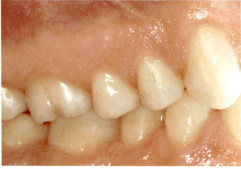

Abb. 7-65 Seitenansicht rechts nach Therapie der Zähne 45 und 46 mit Kompositoverlays und der restlichen Zähne mit direkten Kompositaufbauten.

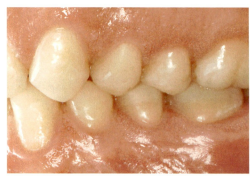

Abb. 7-66 Seitenansicht links nach Therapie der Zähne 37 bis 35 mit Kompositoverlays und der restlichen Zähne mit direktem Komposit.

Klinische Fälle

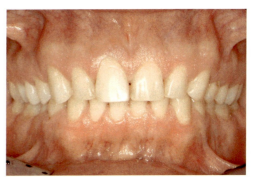

Abb. 7-67 Frontansicht 7 Jahre nach der restaurativen Therapie ohne vorhergehende Politur.

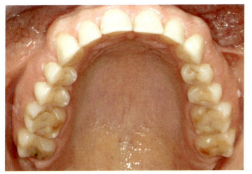

Abb. 7-68 Oberkieferansicht 7 Jahre nach der restaurativen Therapie ohne vorhergehende Politur.

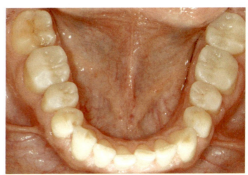

Abb. 7-69 Unterkieferansicht 7 Jahre nach der restaurativen Therapie ohne vorhergehende Politur.

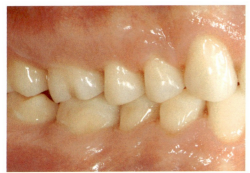

Abb. 7-70 Seitenansicht rechts 7 Jahre nach der restaurativen Therapie ohne vorhergehende Politur.

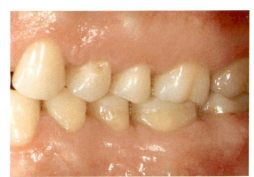

Abb. 7-71 Seitenansicht links 7 Jahre nach der restaurativen Therapie ohne vorhergehende Politur, Verlust der Zahnhalsfüllung an Zahn 24.

Fall 5 (Abb. 7-72 bis 7-91)

Restaurationen mit indirekten Kompositoverlays und direkten Kompositfüllungen

Dr. N. Schlüter, Poliklinik für Zahnerhaltungskunde und Präventive Zahnheilkunde, Justus-Liebig-Universität Gießen
Zahntechnikermeister U. Tischler, Tischler Dental, Gießen

Diagnose: generalisierte Erosionen an allen Zahnflächen
Restaurationen: Bisshebung um 3 mm unter Einsatz einer Schiene; Versorgung der Molaren und Prämolaren mit laborgefertigten Kompositoverlays; Versorgung der übrigen Defekte mit direkten Kompositfüllungen

Fallbeschreibung

Bei dem hier vorgestellten Fall handelt es sich um einen 20-jährigen Patienten. Die allgemeine Anamnese war unauffällig. Es lag ein erhöhter Konsum von Sport- und Erfrischungsgetränken und Säften mit einer Frequenz von bis zu 8-mal am Tag vor. Zusätzlich nahm der Patient regelmäßig Magnesium-Brausetabletten in Wasser gelöst zu sich. Die Bestimmung des pH-Wertes dieser Lösung ergab einen Wert von 4,7. Angegeben wurde zudem eine zunehmende Heiß-und-kalt-Empfindlichkeit der Zähne. Die Zähne wiesen generalisierte nicht kariesbedingte Defekte auf den Vestibulär-, Oral- und Okklusalflächen auf. Der ausgeprägte Substanzverlust führte zu einem Absinken der Vertikaldimension um etwa 3 mm.

Die Abstützung erfolgte nur noch durch die dritten Molaren, den bukkalen Höcker von Zahn 16 und die Eckzähne. Alle anderen Zähne standen in Nonokklusion. Es lag eine Mesialbisslage des Unterkiefers mit einem beidseitigen Kreuzbiss im Seitenzahngebiet und progener Verzahnung in der Front vor. Die Schleimhaut, sowie die gingivalen bzw. parodontalen Verhältnisse stellten sich unauffällig dar. Die Mundhygiene war gut, nur in Einzelfällen war Plaque nachzuweisen. Ansonsten zeigte sich das Gebiss weitgehend kariesfrei.

Diagnose

Generalisierte exogen bedingte Erosionen mit einem Verlust der vertikalen Dimension von etwa 3 mm; gleichzeitig Vorliegen einer Klasse-III-Dysgnathie mit beidseitigem Kreuzbiss.

Therapie

Zu Beginn der Behandlung wurde eine Ernährungsberatung durchgeführt, in der angeraten wurde, die Sport- und Erfrischungsgetränke durch Mineralwasser zu ersetzen, sowie das notwendige Magnesium in Form von Tabletten zum Schlucken zu sich zu nehmen. Zusätzlich wurde die Fluoridierung mit einer zinn- und fluoridhaltigen Mundspüllösung mit saurem pH-Wert empfohlen, die sich besonders zur Therapie von säurebedingten Zahnhartsubstanzschäden eignen.[52] Nach der Stabilisierung der dentalen Situation, erfolgte die vorbereitende und die restaurative Therapie. Zunächst wurde der Biss mit einer adjustierten Schiene um etwa

3 mm angehoben. Die Schiene wurde über einen Zeitraum von etwa 5 Monaten täglich, möglichst 24 Stunden am Tag, mit Ausnahme der Mahlzeiten, der Mundhygiene und des Sports, getragen. Die Passung der Schiene wurde zu Beginn alle 2 Wochen, später im Abstand von 4 Wochen kontrolliert. Für die definitive Versorgung der Molaren und Prämolaren mit Kompositoverlays wurde die Bisshebung mithilfe der Schiene in den Artikulator übertragen. Die Kompositoverlays wurden im Mund unter absoluter Trockenlegung mit Kofferdam mit einem Adhäsiv und einem fließfähigen Komposit befestigt. Zunächst wurde der Unterkiefer und im Anschluss daran der Oberkiefer jeweils innerhalb einer Sitzung versorgt. Nach der Versorgung beider Kiefer wurden Okklusion sowie Latero-, Pro- und Mediotrusion sorgfältig überprüft und gegebenenfalls adjustiert. Für die Versorgung der Inzisiven wurde am Modell ein Wax-up durchgeführt und für den Oberkiefer ein Silikonschlüssel hergestellt. Die Oberkieferinzisiven wurden anschließend mit einem Feinstpartikel-Hybrid-Komposit rekonstruiert. In einer letzten Sitzung wurden die Schneidekanten der Unterkieferinzisiven und -eckzähne rekonstruiert.

Epikrise

Gerade bei sehr jungen Patienten – wie im vorliegenden Fall – erweist sich die Versorgung von ausgeprägten, nicht kariesbedingten Defekten in Kombination mit einem Verlust der vertikalen Dimension als schwierig. In den meisten Fällen wird eine Überkronung aller Zähne mit keramisch verblendeten Kronen oder mit vollkeramischen Restaurationen angestrebt. Diese Form der Versorgung zieht jedoch einen großen Verlust an gesunder Hartsubstanz nach sich. Außerdem stellt diese Form der Behandlung für den Patienten eine außerordentliche physische Belastung dar und fordert einen ganz erheblichen zeitlichen sowie finanziellen Aufwand. Die Versorgung mit vollkeramischen Overlays ist zwar als substanzschonender anzusehen, doch ist hier der finanzielle Aufwand mindestens ebenso hoch wie bei einer Versorgung aller Zähne mit Kronen. Eine kostengünstigere Alternative stellt die Versorgung mit laborgefertigten Kompositoverlays dar. Durch die Anfertigung der Overlays im Labor kann die neue Bisslage, die durch die Behandlung mit der Schiene entstanden ist, direkt in den Mund übertragen werden, wodurch funktionell und ästhetisch eine deutliche Verbesserung der Gesamtsituation erzielt werden kann. Es ist grundsätzlich wichtig, vor der Durchführung der endgültigen Restauration die Mundhygiene zu optimieren und einen Stillstand des Substanzverlustes nicht nur kurzfristig sondern dauerhaft zu erzielen.

7 Restaurative und rekonstruktive Behandlungsstrategien von Erosionen

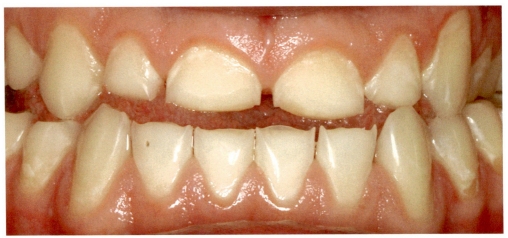

Abb. 7-72 Ausgangssituation – vestibuläre Aufnahme der Zähne 3 bis 3 im Schlussbiss.

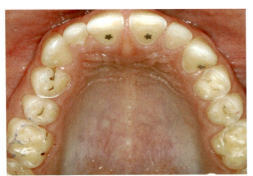

Abb. 7-73 Ausgangssituation – Übersichtsaufnahme des Oberkiefers. Die sternförmigen Marker werden zur Kontrolle der Progredienz der Erosionen verwendet.

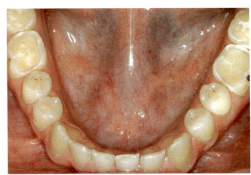

Abb. 7-74 Ausgangssituation – Übersichtsaufnahme des Unterkiefers.

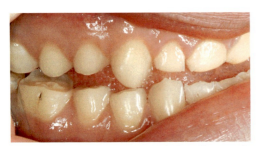

Abb. 7-75 Ausgangssituation – Aufnahme des 1. und 4. Quadranten im Schlussbiss.

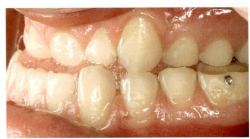

Abb. 7-76 Ausgangssituation – Aufnahme des 2. und 3. Quadranten im Schlussbiss.

Klinische Fälle

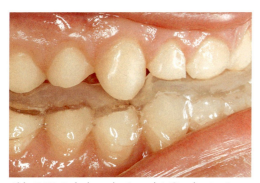

Abb. 7-77 Aufnahme des 1. und 4. Quadranten im Schlussbiss nach Inkorporation der Schiene zur Bisshebung.

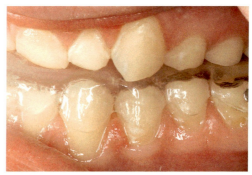

Abb. 7-78 Aufnahme des 2. und 3. Quadranten im Schlussbiss nach Inkorporation der Schiene zur Bisshebung.

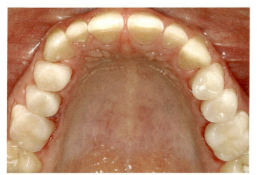

Abb. 7-79 Übersichtsaufnahme des Oberkiefers nach der Rekonstruktion des Seitenzahngebietes.

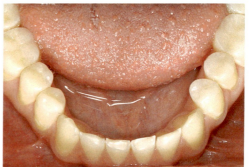

Abb. 7-80 Übersichtsaufnahme des Unterkiefers nach der Rekonstruktion des Seitenzahngebietes.

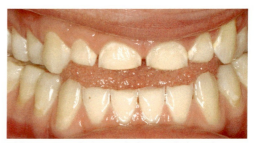

Abb. 7-81 Vestibuläre Aufnahme nach der Rekonstruktion des Seitenzahngebietes von 3 bis 3 im Schlussbiss.

7 Restaurative und rekonstruktive Behandlungsstrategien von Erosionen

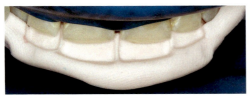

Abb. 7-82 Fixierter Silikonschlüssel zur Rekonstruktion der Oberkieferfrontzähne.

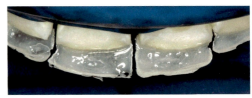

Abb. 7-83 Nachahmung des oralen Schmelzes mit einem Flow-Komposit.

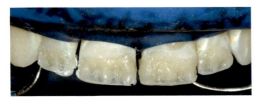

Abb. 7-84 Schichtweises Auftragen einer Dentinmasse eines Feinstpartikelhybridkomposites zur Imitierung der Mamelonstruktur.

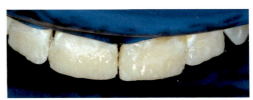

Abb. 7-85 Rekonstruktion des vestibulären Schmelzes mit einer Schmelzmasse eines Feinstpartikelhybridkomposites.

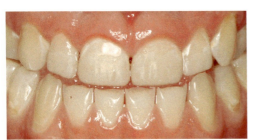

Abb. 7-86 Vestibuläre Aufnahme der Situation nach der Rekonstruktion der Oberkieferfrontzähne und vor der Rekonstruktion der Unterkieferfrontzähne von 3 bis 3 im Schlussbiss.

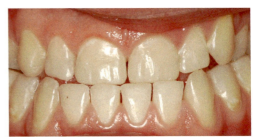

Abb. 7-87 Vestibuläre Aufnahme der Situation nach der vollständigen Rekonstruktion von 3 bis 3 im Schlussbiss.

Klinische Fälle

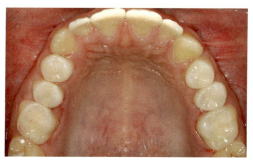

Abb. 7-88 Übersichtsaufnahme des Oberkiefers nach der vollständigen Rekonstruktion.

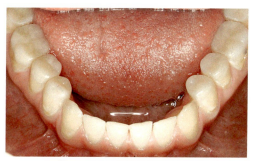

Abb. 7-89 Übersichtsaufnahme des Unterkiefers nach der vollständigen Rekonstruktion.

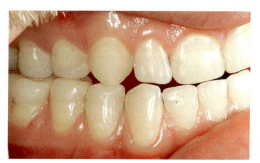

Abb. 7-90 Aufnahme des 1. und 4. Quadranten im Schlussbiss nach der vollständigen Rekonstruktion.

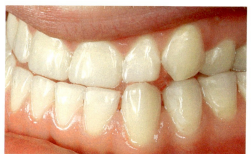

Abb. 7-91 Aufnahme des 2. und 3. Quadranten im Schlussbiss nach der vollständigen Rekonstruktion.

Fall 6 (Abb. 7-92 bis 7-109)

Restaurationen mittels direkter Kompositfüllungen und Kronen
Dr. C. Imfeld, Präventivzahnmedizin und Orale Epidemiologie, Universität Zürich

Diagnose: dentale Erosionen generalisiert an oralen und okklusalen Zahnflächen
Restaurationen: Bisshebung um > 2 mm unter Einsatz des Dahl-Prinzips und direkter Kompositaufbauten; Versorgung der Zähne 12 bis 22 und 24 mit VMKs; übrige Defektversorgung mit direkten Kompositaufbauten

Fallbeschreibung
Der zum Zeitpunkt der Erstuntersuchung 30-jährige Patient stellte sich mit der Bitte um eine möglichst kostengünstige Therapie der fortgeschrittenen Zahnhartsubstanzdefekte in der OK-Front vor. Die allgemeine Anamnese war unauffällig. Vermehrt störte ihn die Hypersensibilität der OK-Frontzähne. Die Ernährungsanamnese war aktuell unauffällig, bis vor etwa 3 Jahren aber habe er um die zwei Liter Cola Light pro Tag getrunken und teilweise im Mund behalten. Die Speichelfließrate lag im physiologischen Bereich. Parafunktionen waren nicht bekannt. Die gezielte Nachfrage nach Reflux-assoziierten Symptomen fiel negativ aus. Dennoch wurde aufgrund des eindeutig intrinsischen Ursprungs der Erosionen eine gastroösophageale Abklärung in die Wege geleitet. Diese ergab die Diagnose eines gastroösophagealen Refluxleidens, das jedoch Endoskopie-negativ sei. Entsprechende konservative und medikamentöse Interventionen wurden eingeleitet. Die Zähne 21, 22 und 46 waren kariös. Die Mundhygiene war mäßig, die parodontale Untersuchung zeigte eine generalisierte Gingivitis.

Diagnose
Fortgeschrittene intrinsische Erosionen (Reflux-bedingt) mit Bisshöhenverlust und Elongation der Frontzähne. Zusätzliche zeitweise diätetische Erosionskomponente.

Therapie
Da das Ausmaß der Zahnhartsubstanzverluste im Seitenzahnbereich sehr viel geringer war als das in der Oberkieferfront, wurde dem Patient eine kieferorthopädische Vorbehandlung zur Platzgewinnung und eine anschließende Defektversorgung mit direktem Komposit und/oder laborgefertigten Keramikwerkstücken als Therapie der Wahl empfohlen. Da er die Kieferorthopädie kategorisch ablehnte und auch finanziell nur sehr begrenzte Möglichkeiten hatte, wurden kostengünstigere Alternativen angeboten. Der Patient entschied sich trotz Aufklärung über die Risiken und die Unvorhersehbarkeit des Erfolges für das Dahl-Prinzip und direkte Kompositrestaurationen als Langzeitprovisorien. Zwischenzeitlich musste Zahn 12 endodontisch behandelt werden. In der ersten Therapiephase wurden die Zähne 13 bis 23 zweimal in einem 6-wöchigen Abstand oral mit direktem Komposit in ei-

ner Schichtdicke von jeweils ca. 1,5 mm aufgebaut und anschließend zu gleichmäßiger Frontokklusion korrigiert. Die infolge dessen nicht mehr in Okklusionskontakt stehenden Seitenzähne wurden der erhofften Elongation nach dem Dahl-Prinzip überlassen. Der Patient tolerierte die jeweiligen Bisserhöhungen problemlos und die Seitenzähne zeigten eine Elongation, die jedoch nicht gleichmäßig war und nicht überall zu Okklusionskontakt führte. Nach einer Wartezeit von weiteren 4 Wochen wurden die Zähne 13 bis 23 nochmals oral verdickt und außer Zahn 27 alle Seitenzähne im Oberkiefer okklusal bzw. okklusal und oral mit Komposit freihand aufgebaut. Im nächsten Schritt fertigte der Zahntechniker über Modelle ein Wax-up im UK-Seitenzahnbereich okklusal an, wobei die Okklusion den Kompositaufbauten im Oberkiefer angepasst werden konnte. Über die Modellsituation wurde eine Tiefziehschiene hergestellt. Mittels dieser Schiene wurde das Komposit okklusal auf die Zähne 34 bis 36 und 44 bis 46 aufgebracht. Die UK-Front sowie die Zähne 37 und 47 wurden freihand mit Komposit versorgt. In der letzten Therapiephase wurden an den Zähnen 12 bis 22 und 24 VMKs angefertigt. Eine Harmonisierung des Gingivaverlaufes in der OK-Front wünschte der Patient nicht. Der Patient nimmt die Monitoringtermine und die dentalhygienischen Behandlungen nur unregelmäßig wahr. Sonstige Maßnahmen im Rahmen der Maintenance waren nicht notwendig. Die letzte Kontrolle ergab Verluste an den Kompositaufbauten und auch an der sehr dünnen oralen Keramik der VMKs, an Zahn 12 wurde oral Metall sichtbar. An Zahn 47 zeigten sich überstehende Füllungsränder. Der Patient gab auf Nachfrage zu, die Medikation selbstständig abgesetzt zu haben. Nochmals wurde dem Patienten die Dringlichkeit der allgemeinmedizinischen Therapie erklärt.

Epikrise
Obwohl der Patient über einen Zeitraum von mehreren Jahren unter Reflux gelitten haben muss, waren ihm keine entsprechenden Symptome bewusst. Dieses nicht untypische Phänomen wird als „silent reflux" bezeichnet. Eine allgemeinmedizinische Abklärung und Therapie sind dringend notwendig. Als Alternative zur (vom Patienten abgelehnten) kieferorthopädischen Behandlung wurde das Dahl-Prinzip angewendet, welches jedoch keine Voraussage der Zahnbewegungen gestattet. Im vorgestellten Fall ist die erhoffte Elongation der Seitenzähne bedingt eingetreten. Die verbliebene Nonokklusion wurde aus Kostengründen mit direkten Kompositaufbauten beseitigt. Die schrittweise Verdickung der Oberkieferfrontzähne oral mit direktem Komposit ermöglichte dem Patienten eine langsame Adaptation, war Compliance-unabhängig und führte zu keinerlei funktionellen oder subjektiven Problemen. Im vorliegenden Fall hat der Patient die Medikamenteneinnahme abgebrochen, sodass die im letzten Recall vor allem an den Restaurationen gefundenen Verluste als Folgen eines rezidivieren-

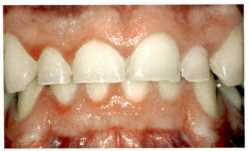

Abb. 7-92 Ausgangssituation – Frontansicht mit Inzisalkanten- und Bisshöhenverlust.

den Refluxes zu werten sind. Nach sicherer Elimination der Erosionsfaktoren ist eine Reparatur vor allem der UK-Seitenzähne mit direktem Komposit oder ein Ersatz durch laborgefertigte Keramikrestaurationen zu überlegen, wobei auch dann die umgebende Zahnsubstanz erodieren kann.

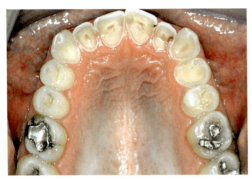

Abb. 7-93 Ausgangssituation – Oberkieferansicht mit generalisierten Erosionen.

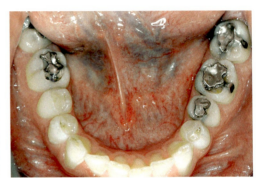

Abb. 7-94 Ausgangssituation – Unterkieferansicht mit generalisierten Erosionen.

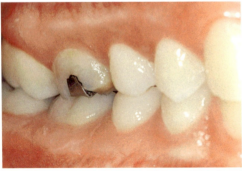

Abb. 7-95 Ausgangssituation – Seitenansicht rechts mit Bisshöhenverlust.

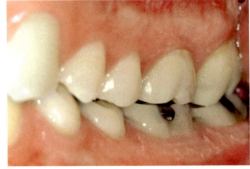

Abb. 7-96 Ausgangssituation – Seitenansicht links mit Erosionen und Bisshöhenverlust.

Klinische Fälle

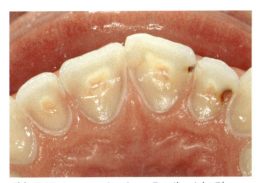

Abb. 7-97 Ausgangssituation – Detailansicht Oberkieferfront oral mit fortgeschrittenen Erosionen und Karies.

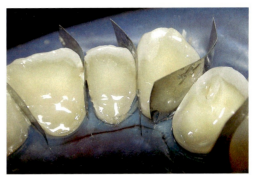

Abb. 7-98 Schrittweiser Aufbau der oralen Erosionen der Zähne 13 bis 23 mit direktem Komposit um jeweils ca. 1,5 mm.

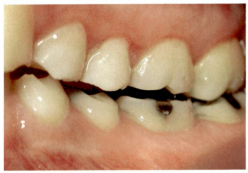

Abb. 7-99 Nonokklusion der Seitenzähne infolge schrittweisen Aufbaus der oralen Erosionen der Zähne 13 bis 23 mit direktem Komposit gemäß Dahl-Prinzip.

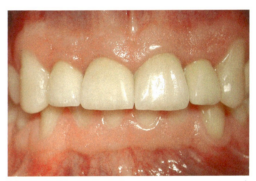

Abb. 7-100 Frontansicht nach Therapie mit VMKs auf den Zähnen 12 bis 22 und direktem Komposit auf den Zähnen 13 und 23.

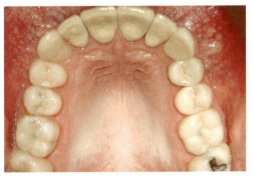

Abb. 7-101 Oberkieferansicht nach Therapie mit VMKs auf den Zähnen 12 bis 22 und 24 sowie direktem Komposit auf allen übrigen Zähnen außer 27.

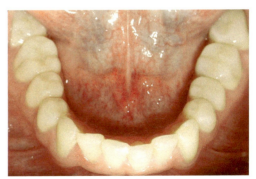

Abb. 7-102 Unterkieferansicht nach Therapie mit direktem Komposit mittels Schienentechnik bei 36 bis 34 und 44 bis 46 sowie freihand bei 37, 33 bis 43 und 47.

7 Restaurative und rekonstruktive Behandlungsstrategien von Erosionen

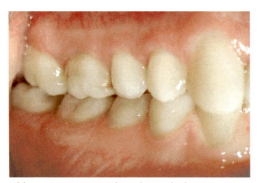

Abb. 7-103 Seitenansicht rechts nach Therapie mit direktem Komposit.

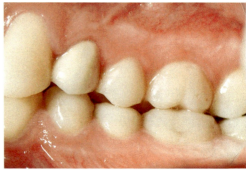

Abb. 7-104 Seitenansicht links nach Therapie mit direktem Komposit und VMK 24.

Klinische Fälle

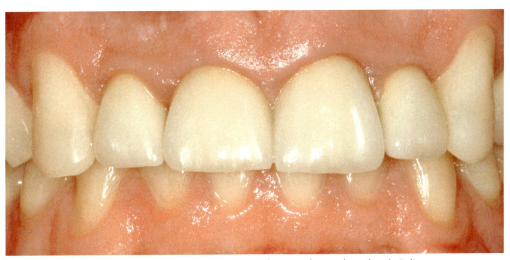

Abb. 7-105 Frontansicht 3,5 Jahre nach der restaurativen Therapie ohne vorhergehende Politur.

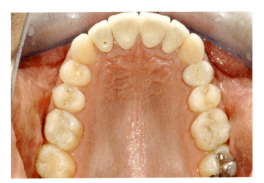

Abb. 7-106 Oberkieferansicht 3,5 Jahre nach der restaurativen Therapie ohne vorhergehende Politur: An VMK 12 ist oral Metall sichtbar.

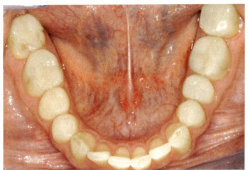

Abb. 7-107 Unterkieferansicht 3,5 Jahre nach der restaurativen Therapie ohne vorhergehende Politur.

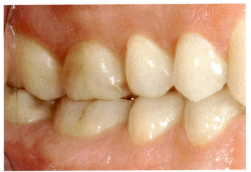

Abb. 7-108 Seitenansicht rechts 3,5 Jahre nach der restaurativen Therapie ohne vorhergehende Politur.

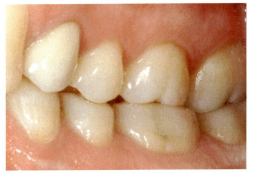

Abb. 7-109 Seitenansicht links 3,5 Jahre nach der restaurativen Therapie ohne vorhergehende Politur.

Fall 7 (Abb. 7-110 bis 7-124)

Restaurationen mittels direkter Kompositfüllungen, Keramikonlays und „Veneerkronen"

Dr. Anne Grüninger, Klinik für Zahnerhaltung, Präventiv- und Kinderzahnmedizin, Universität Bern

Diagnose: multiple dentale Erosionen an vestibulären, okklusalen und oralen Zahnflächen. Angle-Klasse II mit 12 mm Overjet. Bisshöhenverlust ca. 2 mm
Therapie: kombinierte kieferorthopädische und rekonstruktive Therapie; Sanierung der Erosionen im Seitenzahnbereich mit direkten Kompositfüllungen, ausgenommen die Zähne 16 und 46 (Keramikonlays); ästhetische Versorgung der OK-Front mit „Veneerkronen"

Fallbeschreibung

Die 33-jährige Patientin wurde vor der kieferorthopädischen Behandlung zur Beurteilung der Erosionen überwiesen. Anamnestisch gab die Patientin an, früher sehr viel Sport getrieben zu haben (Ausdauersport, Skirennfahren). Zudem konsumierte sie viele Früchte und Softdrinks. Eine Ernährungsanamnese wurde durchgeführt. Die Befundaufnahme schloss Karieskontrolle, Erosionsindex, Röntgenbilder, Fotos und Studienmodelle ein. Es erfolgte eine Überweisung zum Gastroenterologen, da wegen der massiven Erosionen der OK-Front oral eher eine intrinsische als eine extrinsische Ursache vermutet wurde. Die pH-Telemetrie ergab keine auffälligen Resultate und da auch die Ernährungsanamnese keinen massiven Säureinput aufzeigte, blieb die Ursache für die Erosionen zu diesem Zeitpunkt weitgehend ungeklärt. Nach der kieferorthopädischen Therapie wurde die Anamnese erneut erhoben. Jetzt gab die Patientin an, früher eine Bulimie durchgemacht zu haben. Daraufhin wurde sie zur Erstellung eines Gutachtens in die Sprechstunde für Essstörungen der psychiatrischen Universitätsklinik in Bern überwiesen. Es wurde eine teilremittierte Bulimie diagnostiziert.

Diagnose

Fortgeschrittene dentale Erosionen bei teilremittierter Bulimie. Angle-Klasse II/1.

Therapie

Nach der aktiven kieferorthopädischen Behandlung (Dauer: 16 Monate) wurde die Patientin für die rekonstruktive Phase einbestellt. Diese sah folgende Behandlungsschritte vor:
1. direkte Kompositfüllungen bei den Zähnen 17, 15, 25 bis 27, 37, 35, 33, 43 bis 45 und 47,
2. Keramik-Onlays bei den Zähnen 16 und 46,
3. „Veneerkronen" auf den Zähnen 13 bis 23,
4. Verblendung der Bukkalflächen der Zähne 14 und 24 mit Komposit.

Mittels Komposit wurden alle insuffizienten alten Füllungen ersetzt und die Erosionen versorgt. Gleichzeitig wurde die Okklusion wiederhergestellt. Die noch unversorgten Zähne 16 und 26 wurden anschließend mit Keramikonlays restauriert. Zuletzt erfolgte die Rekonstruktion der Zähne 13 bis 23 mit „Veneerkronen". Dabei wurden die Zähne bukkal im Sinne einer konventionellen Veneerpräparation beschliffen. Oral war durch die Erosionen bereits so viel Substanz verloren gegangen, dass lediglich eine klare Präparationsgrenze gestaltet werden musste. Im Anschluss an die Frontversorgung wurden die Zähne 14 und 24 bukkal aus ästhetischen Gründen mit Komposit verblendet. Anlässlich einer ersten Nachkontrolle wurde die Patientin nochmals über Erosionsprophylaxe informiert und sie erhielt eine Fluoridierungsschiene.

Epikrise
Die restaurative Therapie konnte problemlos durchgeführt werden. Die Patientin war hoch motiviert und setzte die Prophylaxeempfehlungen um, was für die Prognose und Lebensdauer der Rekonstruktionen sehr wichtig ist. Das ästhetische Endergebnis wurde von der Patientin als optimal bewertet. Klinisch präsentierten sich die Verhältnisse nach 2 Jahren stabil. Die Patientin betrieb weiterhin eine sehr gute Mundhygiene und befolgte die Empfehlungen für die Erosionsprophlaxe sehr genau.

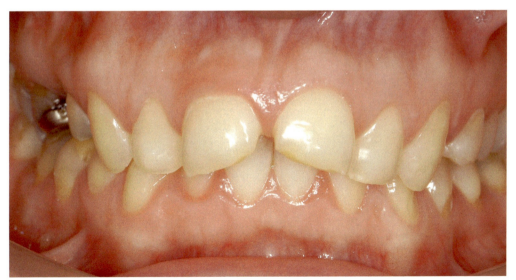

Abb. 7-110 Ausgangssituation – vestibuläre Ansicht.

7 Restaurative und rekonstruktive Behandlungsstrategien von Erosionen

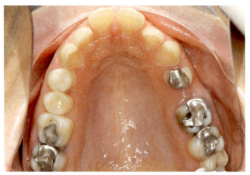

Abb. 7-111 Ausgangssituation – okklusale Ansicht des Oberkiefers: Erosionen an den Oralflächen von 13 bis 23 und starke Proklination der Inzisiven.

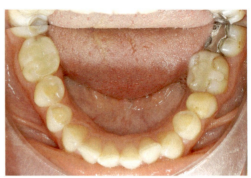

Abb. 7-112 Ausgangssituation – okklusale Ansicht des Unterkiefers: Erosionen auf den Okklusalflächen der Prämolaren.

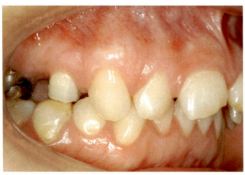

Abb. 7-113 Ausgangssituation – Seitenansicht rechts.

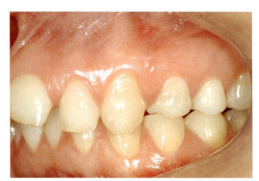

Abb. 7-114 Ausgangssituation – Seitenansicht links.

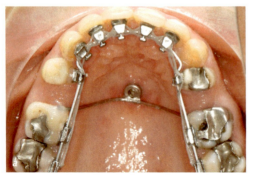
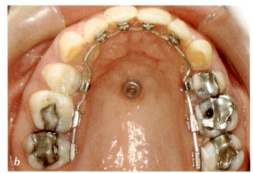

Abb. 7-115a, b Stadien der kieferorthopädischen Behandlung im Oberkiefer mittels Gaumenimplantat und oraler Technik. Extraktion von Zahn 25. Die beiden zentralen Inzisiven wurden vom Kieferorthopäden provisorisch mit Komposit aufgebaut.

Klinische Fälle

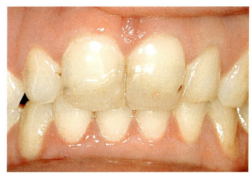

Abb. 7-116 Vestibuläre Ansicht vor Beginn der restaurativen Phase.

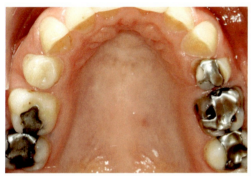

Abb. 7-117 Okklusale Ansicht des Oberkiefers vor der restaurativen Phase.

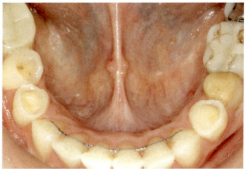

Abb. 7-118 Okklusale Ansicht des Unterkiefers vor der restaurativen Phase.

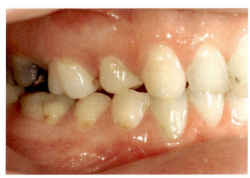

Abb. 7-119 Seitenansicht rechts vor der restaurativen Phase.

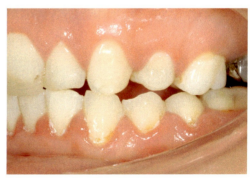

Abb. 7-120 Seitenansicht links vor der restaurativen Phase.

7 Restaurative und rekonstruktive Behandlungsstrategien von Erosionen

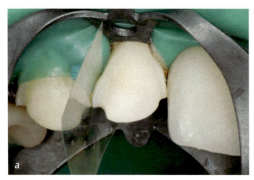 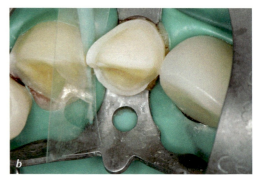

Abb. 7-121a, b Detailaufnahmen beim Einsetzen der „Veneerkrone" bei Zahn 12.

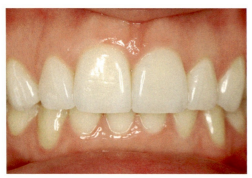

Abb. 7-122 Vestibuläre Ansicht nach der Sanierung ("Veneerkronen" auf den Zähnen 13 bis 23).

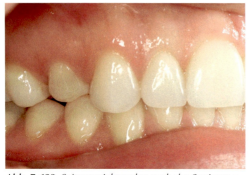 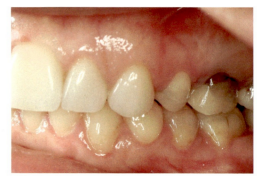

Abb. 7-123 Seitenansicht rechts nach der Sanierung. *Abb. 7-124* Seitenansicht links nach der Sanierung.

Fall 8 (Abb. 7-125 bis 7-139)

Restaurationen mittels Kompositoverlays, direkter Kompositfüllungen und Vollkeramikkronen

Dr. C. Imfeld, Präventivzahnmedizin und Orale Epidemiologie, Universität Zürich

Diagnose: multiple dentale Erosionen an oralen, okklusalen und vestibulären Zahnflächen, teilweise kombiniert mit Attrition
Restaurationen: Bisshebung um > 2 mm unter Einsatz von Kompositoverlays und direkten Kompositaufbauten; Versorgung der OK-Front mit Vollkeramikkronen

Fallbeschreibung

Die 27-jährige Patientin stellte sich mit der Bitte um Sanierung ihres infolge von Essstörungen geschädigten Gebisses vor. Die Patientin war psychiatrisch erfolgreich therapiert und befand sich seit längerem in einem stabilen Zustand. Sie wurde weiterhin psychotherapeutisch betreut und mit einer geringen Dosis Antidepressiva mediziert. Die Ernährungsanamnese ergab als zusätzlichen maßgeblichen Faktor eine während der aktiven Krankheitsphase stark erosive Diät (regelmäßig Zitronensaft in Speisen, hoher Konsum an sauren Früchten). Zeitweise hatte die Patientin unmittelbar nach den erosiven Einflüssen mechanische Mundhygiene mit verschiedensten Zahnpasten durchgeführt. Hinzu kam ein phasenweiser Reflux im Rahmen der Allgemeinerkrankung. Die Patientin konnte außerdem von Bruxismus in der Vergangenheit berichten. Es lagen keine Hinweise auf eine verminderte Speichelfließrate vor. In der UK-Front fand sich ein lokal gelöster Retainer. Parodontal zeigten sich eine lokalisierte Gingivitis und ausgeprägte Rezessionen in der UK-Front. OK- und UK-Front zeigten neben den Erosionen deutliche Attritionen.

Diagnose

Fortgeschrittene intrinsische und extrinsische Erosionen mit zusätzlicher Abrasionskomponente. Attritionen OK- und UK-Front. Status nach kieferorthopädischer Therapie.

Therapie

Im Rahmen einer vorgängigen kieferorthopädischen Abklärung wurde eine Entfernung des Retainers und Strippen der UK-Front beschlossen, um eine selbstständige Retrusion der UK-Frontzähne zu ermöglichen und so die OK-Front zu entlasten. Nach einem eingehenden Aufklärungsgespräch entschied sich die Patientin für wenig invasive Kompositversorgungen (Füllungen und Overlays) im ganzen Seitenzahn- und UK-Frontzahnbereich. In der Oberkieferfront wünschte die Patientin Vollkeramikkronen trotz des Hinweises auf größere Invasivität. Therapeutisch wurde wie folgt vorgegangen, wobei alle adhäsiven Restaurationen unter Kofferdam und Anwendung des Total Bonding durchgeführt wurden:
1. Versorgung der überempfindlichen Zahnhalsdefekte der Zähne 33 bis 37 mit direkten Kompositfüllungen,
2. Entfernung der Amalgamfüllungen im Oberkiefer und Ersatz durch Kompo-

sit mit gleichzeitigem Aufbau der Okklusalflächen und Bisshebung,
3. Versorgung des oralen Zahnhalsdefektes an Zahn 26 mit direktem Komposit,
4. Entfernung der Amalgamfüllungen an den Zähnen 37, 36, 46 und 47 und Ersatz durch Kompositoverlays mit gleichzeitigem Aufbau der Okklusalflächen und Bisshebung,
5. okklusaler bzw. inzisaler Aufbau der Zähne 35 bis 45 mit direktem Komposit bei gleichzeitigem Ersatz der Amalgamfüllungen an den Zähnen 35 und 45,
6. Anfertigung der Vollkeramikkronen an den Zähnen 13 bis 23,
7. Anfertigung einer OK-Michigan-Schiene, da die Patientin zwischenzeitlich wieder unter deutlichem Bruxismus litt.

Nach 2,5-jähriger Liegedauer der Restaurationen erlitt die Patientin einen allgemeinmedizinischen Rückfall in die Essstörung mit stark erosiven Angriffen, sodass es zu Säureschäden vor allem an den UK-Seitenzähnen okklusal und bukkal kam. Betroffen waren sowohl die Kompositrestaurationen wie auch die Zahnhartsubstanz. Nach Stabilisierung des Allgemeinzustandes wurden die entstandenen Defekte mit direktem Komposit repariert. Sonstige Maßnahmen im Rahmen der Maintenance waren nicht notwendig. Die Patientin erscheint dreimal jährlich zur dentalhygienischen Behandlung und Motivation, auch in Bezug auf Ernährungslenkung. Wegen der sich mittlerweile darstellenden Abrasion an den freiliegenden UK-Frontzahnwurzeln ist eine Rezessionsdeckung geplant.

Epikrise
Die Zahnhartsubstanzdefekte der vorgestellten Patientin waren Erosionen mit zusätzlicher Abrasion und Attrition. Da der Psychiater eine Stabilisierung des allgemeingesundheitlichen Zustandes bestätigt hatte, war eine Gesamtsanierung angestrebt worden. Während aktiver Essstörungen sind nur prophylaktische Maßnahmen zu empfehlen. Dennoch kam es zu einem Rückfall mit erosiven Schäden an Restaurationen und Zähnen. Keramikrestaurationen wären wahrscheinlich weniger angegriffen worden (nicht aber die umgebende Zahnsubstanz) und hätten auch sonst über den dargestellten Zeitraum eine größere Stabilität gezeigt. Sie wären jedoch schlechter reparabel und wegen der größeren benötigten Schichtdicke invasiver gewesen. Hinzu kommt die Frakturgefahr bei Bruxismus. Die Versorgung der OK-Frontzähne mit Vollkeramikkronen ist als invasiv zu bezeichnen, war jedoch ausdrücklicher Wunsch der Patientin.

Klinische Fälle

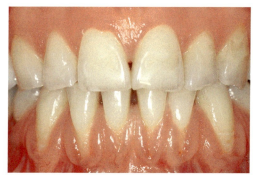

Abb. 7-125 Ausgangssituation – Frontansicht mit vestibulären Erosionen im OK und Gingivarezessionen im UK.

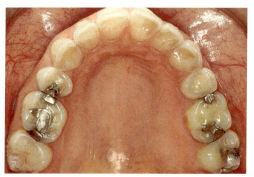

Abb. 7-126 Ausgangssituation – Oberkieferansicht mit generalisierten Erosionen und lokalisierten Attritionen in der Front.

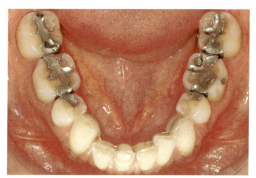

Abb. 7-127 Ausgangssituation – Unterkieferansicht mit generalisierten Erosionen und lokalisierten Attritionen in der Front.

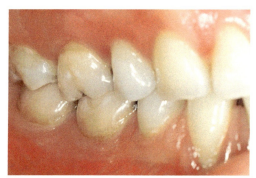

Abb. 7-128 Ausgangssituation – Seitenansicht rechts mit Erosionen.

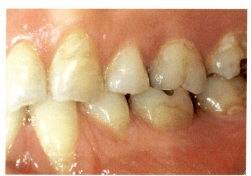

Abb. 7-129 Ausgangssituation – Seitenansicht links mit Erosionen.

7 Restaurative und rekonstruktive Behandlungsstrategien von Erosionen

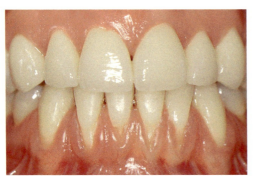

Abb. 7-130 Frontansicht nach Therapie der Zähne 13 bis 23 mit Vollkeramikkronen und des Zahnes 33 mit direktem Komposit bukkal.

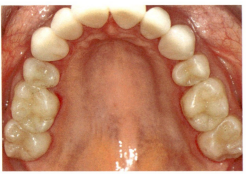

Abb. 7-131 Oberkieferansicht nach Therapie der Seitenzähne mit direktem Komposit.

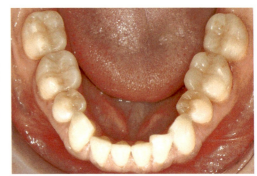

Abb. 7-132 Unterkieferansicht nach Therapie der Zähne 37, 36, 46 und 47 mit Kompositoverlays und der Zähne 35 bis 45 mit direktem Komposit.

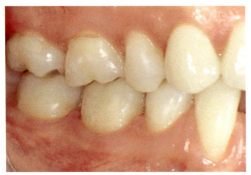

Abb. 7-133 Seitenansicht rechts nach Therapie der Zähne 46 und 47 mit Kompositoverlays und der restlichen Seitenzähne mit direktem Komposit.

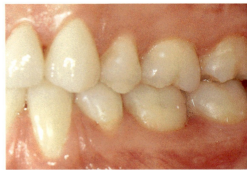

Abb. 7-134 Seitenansicht links nach Therapie der Zähne 37 und 36 mit Kompositoverlays und der restlichen Seitenzähne mit direktem Komposit (37 bis 33 auch bukkal).

Klinische Fälle

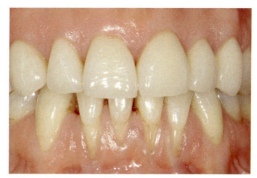

Abb. 7-135 Frontansicht 7 Jahre nach der restaurativen Therapie ohne vorhergehende Politur.

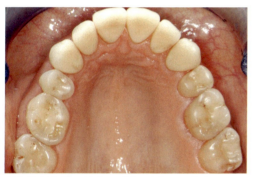

Abb. 7-136 Oberkieferansicht 7 Jahre nach der restaurativen Therapie ohne vorhergehende Politur.

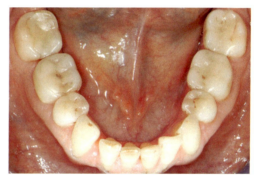

Abb. 7-137 Unterkieferansicht 7 Jahre nach der restaurativen Therapie ohne vorhergehende Politur.

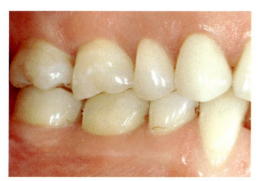

Abb. 7-138 Seitenansicht rechts 7 Jahre nach der restaurativen Therapie ohne vorhergehende Politur.

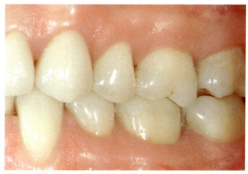

Abb. 7-139 Seitenansicht links 7 Jahre nach der restaurativen Therapie ohne vorhergehende Politur.

Literatur

1. Abrams RA, Ruff JC. Oral signs and symtoms in the diagnosis of bulimia. J Am Dent Assoc 1986;113:761-764.
2. Al-Dlaigan YH, Shaw L, Smith A. Dental erosion in a group of British 14-year-old, school children. Part I: Prevalence and influence of differing socioeconomic backgrounds. Br Dent J 2001;190:145-149.
3. Al-Hiyasat AS, Saunders WP, Sharkey SW, Smith GM. The effect of a carbonated beverage on the wear of human enamel and dental ceramics. J Prosthodont 1998;7:2-12.
4. Aliping-McKenzie M, Linden RWA, Nicholson JW. The effect of Coca-Cola and fruit juices on the surface hardness of glass-ionomers and "compomers". J Oral Rehabil 2004;31:1046-1052.
5. Al-Malik MI, Holt RD, Bedi R. Erosion, caries and rampant caries in preschool children in Jeddah, Saudi Arabia. Community Dent Oral Epidmiol 2002;30:16-23.
6. Amaechi BT, Higham SM, Edgar WM. Factors influencing the development of dental erosion in vitro: enamel type, temperature and exposure time. J Oral Rehabil 1999;26:624-630.
7. Amaechi BT, Higham SM, Edgar WM. The influence of xylitol and fluoride on dental erosion in vitro. Arch Oral 1998;43:157-161.
8. Amaechi BT, Higham SM, Edgar WM, Milosevic A. Thickness of acquired salivary pellicle as a determinant of the sites of dental erosion. J Dent Res 1999;78:1821-1828.
9. Amin WM, Al-Omoush SA, Hattab FN. Oral health status of workers exposed to acid fumes in phosphate and battery industries in Jordan. Int Dent J 2001;51:169-174.
10. Arnadottir IB, Saemundsson SR, Holbrook WP. Dental erosion in Icelandic teenagers in relation to dietary and lifestyle factors. Acta Odontol Scand 2003;61:25-28.
11. Arowojolu MO. Erosion of tooth enamel surfaces among battery chargers and automobile mechanics in Ibadan: a comparative study. Afr J Med Med Sci 2001;30:5-8.
12. Attin T, Buchalla W, Gollner M, Hellwig E. Use of variable remineralization periods to improve the abrasion resistence of previously eroded enamel. Caries Res 2000;34:48-52.
13. Auad SM, Waterhouse PJ, Nunn JH, Stehen N, Moynihan PJ. Dental erosion amongst 13- and 14-year-old Brazilian schoolchildren. Int Dent J 2007;57:161-167.
14. Aziz K, Ziebert AJ, Cobb D. Restoring erosion associated with gastroesophageal reflux using direct resins: case report. Oper Dent 2005;30:395-401.
15. Barbour ME, Finke M, Parker DM, Hughes JA, Allen GC, Addy M. The relationship between enamel softening and erosion caused by soft drinks at a range of temperatures. J Dent 2006;34:207-213.
16. Bardsley PF, Taylor S, Milosevic A. Epidemiological studies of tooth wear and dental erosion in 14-year-old children in North West England. Part 1: The relationship with water fluoridation and social deprivation. Br Dent J 2004;197:413-416.
17. Bartlett D, Ganß C, Lussi A. Basic erosive wear examination (BEWE). a new scoring system for scientific and clinical needs. Clin Oral Invest 2008;12:S65-S68.
18. Bartlett DW. The role of erosion in tooth wear: aetiology, prevention and management. Int Dent J 2005;4:277-284.
19. Bartlett DW. Three patient reports illustrating the use of dentine adhesives to cement crowns to severely worn teeth. Int J Prosthodont 2005;18:214-218.
20. Bartlett DW, Evans DF, Anggiansah A, Smith BG. A study of the association between gastro-oesophageal reflux and palatal dental erosion. Br Dent J 1996;181:125-131.
21. Bartlett DW, Evans DF, Smith BG. The relationship between gastro-oesphageal reflux disease and dental erosion. J Oral Rehabil 1996;23: 289–297.
22. Bell NJV, Burget D, Howden CW, Wilkinson J, Hunt RH. Appropriate acid suppression for the management of gastrooesophageal reflux disease. Digestion 1992;51:59–67.

23. Brunthaler A, König F, Lucas T, Sperr W, Schedle A. Longevity of direct resin composite restorations in posterior teeth. Clin Oral Investig 2003;7:63-70.
24. Buttar NS, Falk GW. Pathogenesis of gastroesophageal reflux and Barrett esophagus. Mayo Clin Proc 2001;76:226-234.
25. Caglar E, Kargul B, Tanboga I, Lussi A. Dental erosion among children in an Istanbul public school. J Dent Child 2005;72:5-9.
26. Centerwall BS, Armstrong CW, Funkhouser LS, Elzay RP. Erosion of dental enamel among competitive swimmers at a gas-chlorinated swimming pool. Am J Epidemiol 1986;123:641-647.
27. Chadwick RG, Mitchell HL, Manton SL, Ward S, Ogston S, Brown R. Maxillary incisor palatal erosion: no correlation with dietary variables? J Clin Pediatr Dent 2005;29:157-164.
28. Chaudhry SI, Harris JL, Challacombe SJ. Dental erosion in a wine merchant: an occupational hazard? Br Dent J 1997;182:226-228.
29. Coombes JS. Sports drinks and dental erosion. Am J Dent 2005;18:101-104.
30. Coombes JS, Hamilton KL. The effectiveness of commercially available sports drinks. Sports Med 2000;29:181-209.
31. Cooper PJ, Charnock J, Taylor MJ. The prevalence of bulimia nervosa. Br J Psychiatry 1987;151:684-686.
32. Dahl BL, Krogstad O. The effect of partial bite raising splint on the occlusal face height. An X-ray cephalometric study in human adults. Acta Odontol Scand 1982;40:17-24.
33. Dahshan A, Patel H, Delaney J, Wuerth A, Thomas R, Tolia V. Gastroesophageal reflux disease and dental erosion in children. J Pediatr 2002;140:474-478.
34. Davis WB, Winter PJ. The effect of abrasion on enamel and dentine and exposure to dietary acid. Br Dent J 1980;148:253-256.
35. Deery C, Wagner ML, Longbottom C, Simon R, Nugent ZJ. The prevalence of dental erosion in a United States and a United Kingdom sample of adolescents. Pediatr Dent 2000;22:505-510.
36. DeMeester TR. Technique, indications and clinical use of 24 hour esophageal pH monitoring. J Thorac Cardiovasc Surg 1980;79:656–670.
37. Dugmore CR, Rock WP. The progression of tooth erosion in a cohort of adolescents of mixed ethnicity. Int J Paediatr Dent 2003;13:295-303.
38. Dugmore CR, Rock WP. The prevalence of tooth erosion in 12-year-old children. Br Dent J 2004;196:279-282.
39. Dugmore CR, Rock WP. A multifactorial analysis of factors associated with dental erosion. Br Dent J 2004;196:283-286.
40. Edwards M, Ashwood RA, Littlewood SJ, Brocklebank LM, Fung DE. A videofluoroscopic comparison of straw and cup drinking: the potential influence on dental erosion. Br Dent J 1998;185:244-249.
41. Eisenburger M, Addy M, Hughes JA, Shellis RP. Effect of time on the remineralisation of enamel by synthetic saliva after citric acid erosion. Caries Res 2001;35:211-215.
42. El Aidi H, Bronkhorst EM, Truin GJ. A longitudinal study of tooth erosion in adolescents. J Dent Res 2008;87:731-735.
43. El Karim IA, Sanhouri NM, Hashim NT, Ziada HM. Dental erosion among 12-14 year old school children in Khartoum: a pilot sutdy. Community Dent Health 2007;24:176-180.
44. Ersin NK, Onçag O, Tügmgör G, Aydogdu S, Hilmioglu S. Oral and dental manifestations of gastroesophageal reflux disease in children: a preliminary study. Pediatr Dent 2006;28:279-284.
45. Fasbinder DJ. Clinical performance of chairside CAD/CAM restorations. J Am Dent Assoc 2006;137:22S-31S.
46. Faubion WA, Zein NN. Gastroesophageal reflux in infants and children. Mayo Clin Proc 1998;73:66–173.
47. Feagin F, Koulourides T, Pigman W. The characterization of enamel surface demineralization, remineralization, and associated hardness changes in human and bovine material. Archs Oral Biol 1969;14:1407-1417.
48. Ferguson MM, Dunbar RJ, Smith JA, Wall JG. Enamel erosion related to winemaking. Occup Med 1996;46:159-162.
49. Francisconi LF, Honório HM, Rios D, Magalhães AC, Machado MA, Buzalaf MA. Effect of erosive pH cycling on different restorative materials and on enamel restored with these materials. Oper Dent 2008;33:203-208.
50. Gaengler P, Hoyer I, Montag R. Clinical evaluation of posterior composite restorations: the 10-year report. J Adhes Dent 2001;3:185-194.
51. Ganddini MR, Al-Mardini M, Graser GN, Almong D. Maxillary and mandibular overlay removable partial dentures for the restoration of worn teeth. J Prost Dent 2004;91:210-214.
52. Ganß C, Klimek J, Brune V, Schürmann A. Effects of two fluoridation measures on erosion progression in human enamel and dentine in situ. Caries Res 2004:38:561-566.
53. Ganß C, Klimek J, Giese K. Dental erosion in children and adolescents – a cross-sectional and longitudinal investigation using study models. Community Dent Oral Epidemiol 2001;29:264-271.

54. Ganß C, Klimek J, Schäffer U, Spall T. Effectiveness of two fluoridation measures on erosion progression in human enamel and dentine in vitro. Caries Res 2001;35:325-330.
55. Ganß C, Schlechtriemen M, Klimek J. Dental Erosions in Subjects Living on a Raw Food Diet. Caries Res 1999;33:74-80.
56. Ganß C, Schlueter N, Hardt M, Schattenberg P, Klimek J. Effect of fluoride compounds on enamel erosion in vitro: acomparison of amine, sodium and stannous fluoride. Caries Res 2008;42:2-7.
57. Gavish A, Winocur E, Ventura YS, Halachmi M, Gazit E. Effect of stabilization splint therapy on pain during chewing in patients suffering from myofascial pain. J Oral Rehabil 2002;29:1181-1186.
58. Gedalia I, Dakuar A, Shapira L, Lewinsten I, Goultshin J, Rahamim E. Enamel softening with Coca-Cola and rehardening with milk or saliva. Am J Dent 1991;4:120-122.
59. Geurtsen W. Rapid general dental erosion by gas-chlorinated swimming pool water. Review of the literature and case report. Am J Dent 2000;13:291-293.
60. Gomec Y, Dorter C, Ersev H, Guray Efes B, Yildiz E. Effects of dietary acids on surface microhardness of various tooth-colored restoratives. Dent Mater J 2004; 23:429-435.
61. Gray A, Ferguson MM, Wall JG. Wine tasting and dental erosion. Case Report. Aust Den J 1998;43:32-34.
62. Harding MA, Whelton H, O'Mullane DM, Cronin M. Dental erosion in 5-year-old Irish school children and associated factors: a pilot study. Community Dent Health 2003;20:165-170.
63. Hastings JH. Conservative restoration of function and aesthetics in a bulimic patient: a case report. Pract Periodontics Aesthet Dent 1996;8:729-736.
64. Hellström I. Oral complications in anorexia nervosa. Scand J Dent Res 1977;8:71-86.
65. Hickel R, Manhart J. Longevity of restorations in posterior teeth and reasons for failure. J of Adhesive Dent 2001;3:45-64.
66. Hooper SM, Hughes JA, Newcombe RG, Addy M, West NX. A methodology for testing the erosive potential of sports drinks. J Dent 2005;33:343-348.
67. Hooper SM, West NX, Sharif N et al. A comparison of enamel erosion by a new sports drink compared to two proprietary products: a controlled, crossover study in situ. J Dent 2004;32:541-545.
68. Huang JQ, Hunt RH. pH, healing rate, and symptom relief in patients with GERD. Yale J Biol Med 1999;72: 181-194.
69. Hugo B. Orale Rehabilitation einer Erosionssituation. Schweiz Monatsschr Zahnmed 1991;101:1155-1162.
70. Hunter ML, West NX, Hughes JA, Newcombe RG, Addy M. Erosion of deciduous and permanent dental hard tissue in the oral environment. J Dent 2000;28:257-263.
71. Hunter ML, West NX, Hughes JA, Newcombe RG, Addy M. Relative susceptibility of deciduous and permanent dental hard tissues to erosion by a low pH fruit drink in vitro. J Dent 2000;28:265-270.
72. Jaeggi T, Lussi A. Toothbrush abrasion of erosively altered enamel after intraoral exposure to saliva: an in situ study. Caries Res 1999;33:455-461.
73. Jaeggi T, Lussi A. Erosionen bei Kindern im frühen Schulalter. Schweiz Monatsschr Zahnmed 2004;114:876-881.
74. Jaeggi T, Schaffner M, Bürgin W, Lussi A. Erosionen und keilförmige Defekte bei Rekruten der Schweizer Armee. Schweiz Monatsschr Zahnmed 1999;109:1171-1182.
75. Järvinen VK, Rytömaa II, Heinonen OP: Risk factors in dental erosion. J Dent Res 1991;70:942-947.
76. Jensdottir T, Nauntofte B, Buchwald C, Hansen HS, Bardow A. Effects of sucking acidic candies on saliva in unilaterally irradiated pharyngeal cancer patients. Oral Oncology 2006;42:317-322.
77. Johansson AK, Johansson A, Birkhed D, Omar R, Baghdadi S, Carlsson GE. Dental erosion, soft-drink intake, and oral health in young Saudi men, and the development of a system for assessing erosive anterior tooth wear. Acta Odontol Scand 1996;54:369-378.
78. Johansson AK, Lingström P, Imfeld T, Birkhed D. Influence of drinking method on tooth-surface pH in relation to dental erosion. Eur J Oral Sci 2004;112:484-489.
79. Joiner J, Schwaz A, Philpotts CJ, Cox TF, Huber K, Hannig M. The protctive nature of pellicle towardstoothpaste abrasion on enamel ad dentine. J Dent 2008;36:360-368.
80. Jones RR, Cleaton-Jones P. Depth and areas of dental erosions and dental caries in bulimic women. J Dent Res 1989;68:1275-1278.
81. Katz PO: Lessons learned from intragastric pH monitoring. J Clin Gastroenterol 2001;33: 107-113.
82. Kavoura V, Kourtis SG, Zoidis P, Andritsakis DP, Doukoudakis A. Full-mouth rehabilitation of a patient with bulimia nervosa. A case report. Quintessence Int. 2005;36:501-510.

83. Kazoullis S, Seow WK, Holcombe T, Newman B, Ford D. Common dental conditions associated with dental erosion in schoolchildren in Australia. Pediatr Dent 2007;29:33-39.
84. Lambrechts P, Van Meerbeek B, Perdigao J, Gladys S, Braem M, Vanherle G. Restorative therapy for erosive lesions. Eur J Oral Sci 1996;104:229-240.
85. Larsen MJ, Poulsen S, Hansen I. Erosion of the teeth: prevalence and distribution in a group of Danish school children. Eur J Paediatr Dent 2005;6:44-47.
86. Lee M, Feldman M. Nausea and vomiting In: Feldman M, Scharschmidt B, Sleisenger M, editors, Sleisenger and Fordstran's Gastrointestinal and Liver Disease: Pathophysiology, Diagnosis, Management 1998; 6th ed.: 117-127, Saunders Philadelphia.
87. Linnett V, Seow WK. Dental erosion in children: a literature review. Pediatr Dent 2001;23:37-43.
88. Luo Y, Zeng XJ, Du MQ, Bedi R. The prevalence of dental erosion in preschool children in China. J Dent 2005;33:115-121.
89. Lussi A, Hellwig E. Erosive potential of oral care products. Caries Res. 2001;35 Suppl 1:52-6.
90. Lussi A, Jaeggi T, Jaeggi-Schärer S. Prediction of the erosive potential of some beverages. Caries Res 1995;29:349-354.
91. Lussi A, Jaeggi T, Schärer S. The influence of different factors on in vitro enamel erosion. Caries Res 1993;27:387-393.
92. Lussi A, Jaeggi T, Zero D. The role of diet in the aetiology of dental erosion. Caries Res. 2004;38(Suppl1):34-44.
93. Lussi A, Kohler N, Zero D, Schaffner M, Megert B: A comparison of the erosive potential of different beverages in primary and permanent teeth using an in vitro model. Eur J Oral Sci 2000;108:110-114.
94. Lussi A, Megert B, Eggenberger D, Jaeggi T. Impact of different toothpaste on the prevention of erosion. Caries Res 2008;42: 62-67.
95. Lussi A, Portmann P, Burhop B. Erosion on abraded dental hard tissues by acid lozenges: an in situ study. Clin Oral Invest 1997;1:191-194.
96. Lussi A, Schaffner M, Hotz P, Suter P. Dental erosion in a population of Swiss adults. Community Dent Oral Epidemiol 1991;19:286-290.
97. Lussi A, Schaffner M. Progression of and risk factors for dental erosion and wedge-shaped defects over a 6-year period. Caries Res 2000;34:182-187.
98. Lutz F, Krejci I. Resin composites in the post-amalgam age. Compend Contin Educ Dent 1999;20:1138-1148.
99. Mahoney E, Beattie J, Swain M, Kilpatrick N. Preliminary in vitro assessment of erosive potential using the ultra-micro-indentation system. Caries Res 2003;37:218-224.
100. Manhart J, Chen H, Hamm G, Hickel R. Buonocore Memorial Lecture. Review of the clinical survival of direct and indirect restorations in posterior teeth of the permanent dentition. Oper Dent 2004;29:481-508.
101. Manhart J, Garcia-Godoy F, Hickel R. Direct posterior restorations: clinical results and new developments. Dent Clin North Am 2002;46:303-339.
102. Manhart J, Hickel R. Longevity of Restorations. In: Roulet JF, Wilson NHF, Fuzzi M, editors. Advances in Operative Dentistry 2001. Vol. 2. Challenges of the Future. Chicago: Quintessence; 2001.
103. Mathew T, Casamassimo PS, Hayes JR. Relationship between sports drinks and dental erosion in 304 university athletes in Columbus, Ohio, USA. Caries Res 2002;36:281-287.
104. Matis BA, Cochran M, Carlson T. Longevity of glass-ionomer restorative materials: results of a 10-year evaluation. Quintessence Int 1996;27:373-382.
105. Meurman J, Toskala J, Nuutinen P, Klemetti E. Oral and dental manifestations in gastroesophageal reflux disease. Oral Surg Oral Med Oral Pathol 1994;78:583-589.
106. Meurman JH, ten Cate JM: Pathogenesis and modifying factors of dental erosion. Eur J Oral Sci 1996;104:199-206.
107. Miller VJ. Treatment dentures: acrylic partial denture and stabilization splint. J Prosthet Dent 1992;67:736-737.
108. Millward A, Shaw L, Harrington E, Smith AJ. Continuous monitoring of salivary flow rate and pH at the surface of the dentition following consumption of acidic beverages. Caries Res 1997;31:44-49.
109. Millward A, Shaw L, Smith A. Dental erosion in four-year-old children from differing socioeconomic backgrounds. ASDC J Dent Child 1994;61:263-266.
110. Milosevic A, Kelly MJ, McLean AN. Sports supplement drinks and dental health in competitive swimmers and cyclists. Br Dent J 1997;182:303-308.
111. Milosevic A, Slade PD. The orodental status of anorexis and bulimics. Br Dent J 1989;67:66-70.
112. Milosevic A, Young PJ, Lennon MA. The prevalence of tooth wear in 14-year-old school children in Liverpool. Community Dent Health 1994;11:83-86.

113. Mjör IA, Davis MR, Abu-Hanna A. CAD/CAM restorations and secondary caries: a literature review with illustrations. Dent Update 2008;35:118-120.
114. Mohamed-Tahir MA, Tan HY, Woo AA, Yap AU. Effects of pH on the microhardness of resin-based restorative materials. Oper Dent 2005;30:661-666.
115. Mohamed-Tahir MA, Yap AU. Effects of pH on the surface texture of glass ionomer based/containing restorative materials. Oper Dent 2004;29:586-591.
116. Montgomery MT, Ritvo J, Weiner K. Eating disorders: phenomenology, identification, and dental intervention. Gen Dent 1988;36:485-488.
117. Neuhaus KW, Lussi A. Casein Phosphopeptid – Amorphes Calciumphosphat (CPP-ACP) und seine Wirkung auf die Zahnhartsubstanz. Schweiz Monatsschr Zahnmed 2009;119.
118. Nomoto R, McCabe JF. A simple acid erosion test for dental water-based cements. Dent Mat 2001;17:53-59.
119. Nunn JH, Gordon PH, Morris AJ, Pine CM, Walker A. Dental erosion – changing prevalence? A review of British national childrens' surveys. Int J Paediatr Dent 2003;13:98-105.
120. Nunn JH, Rugg-Gunn A, Gordon PH, Stephenson G. A longitudinal study of dental erosion in adolescent girls. Caries Res 2001;35:296 (ORCA Abstract 97).
121. Ogata M, Harada N, Yamaguchi S, Nakajima M, Pereira PN, Tagami J. Effects of different burs on dentin bond strengths of self-etching primer bonding systems. Oper Dent 2001;26:375-382.
122. Ogata M, Okuda M, Nakajima M, Pereira PN, Sano H, Tagami J. Influence of the direction of tubules on bond strength to dentin. Oper Dent 2001;26:27-35.
123. Opdam NJK, Bronkhorst EM, Roeters JM, Loomans BAC. A retrospective clinical study on longevity of posterior composite and amalgam restorations. Dent Mat 2007;23:2-8.
124. Osatakul S, Sriplung H, Puetpaiboon A, Junjana CO, Chamnongpakdi S. Prevalence and natural course of gastroesophageal reflux symptoms: a 1-year cohort study in Thai infants. J Pediatr Gastroenterol Nutr 2002;34:63-67.
125. O'Sullivan EA, Curzon MEJ. A comparison of acidic dietary factors in children with and without dental erosion. J Dent Child 2000;67:186-192.
126. Parry J, Shaw L, Arnaud MJ, Smith AJ. Investigation of mineral waters and soft drinks in relation to dental erosion. J Oral Rehabil 2001;28:766-772.
127. Petersen PE, Gormsen C. Oral conditions among German battery factory workers. Community Dent Oral Epidemiol 1991;19:104-106.
128. Petzold M. The influence of different fluoride compounds and treatment conditions on dental enamel: a descriptive in vitro study of the CaF2 precipitation and microstructure. Caries Res 2001;35:45-51.
129. Prakki A, Cilli R, de Araujo PA, Navarro MF, Mondelli J, Mondelli RF. Effect of toothbrushing abrasion on weight and surface roughness of pH-cycled resin cements and indirect restorative materials. Quintessence Int 2007;38:544-554.
130. Pugh LG, Corbett JL, Johnson RH. Rectal temperatures, weight losses, and sweat rates in marathon running. J Appl Physiol 1967;23:347-352.
131. Rai AM, Orlando RC. Gastroesophageal reflux disease. Curr Opin Gastroenterol 2001;17:359-365.
132. Ramalingam L, Messer LB, Reynolds EC. Adding case in phosphopeptide-amorphous calcium phosphate to sports drinks to eliminate in vitro erosion. Pediatr Dent 2005;27:61-67.
133. Rios D, Honorio HM, Francisconi LF, Magalhaes AC, De Andrade Moreira Machado MA, Buzalaf MAR. In situ effect of an erosive challenge on different restorative materials and on enamel adjacent to these materials. J Dent 2008;36:152-157.
134. Rios D, Honorio HM, Magalhaes AC, et al. Effect of salivary stimulation on erosion of human and bovine enamel subjected or not to subsequent abrasion: an in situ/ex vivo study. Caries Res 2006;40:218-223.
135. Robb N, Smith BGN, Geidrys-Leeper E. The distribution of erosion in the dentitons of patients with eating disorders. Br Dent J 1995;178:171-175.
136. Röhss K, Wilder-Smith C, Claar-Nilsson C, Hasselgren G. Esomeprazole 40 mg provides more effective acid control than standard doses of all other proton pump inhibitors. Gastroenterology 2001;120:A419.
137. Scheutzel P. Zahnmedizinische Befunde bei psychogenen Essstörungen. Dtsch Zahnärztl Z 1992;47:119-123.
138. Schiffner U, Micheelis W, Reich E. Erosionen und keilförmige Zahnhalsdefekte bei deutschen Erwachsenen und Senioren. Dtsch Zahnärztl Z 2002;57:102-106.
139. Schindlbeck NE. Optimal thresholds, sensitivity, and specificity of longterm pH-metry for the detection of gastroesophageal reflux disease. Gastroenterology 1987;93:85-90.
140. Schlueter N, Duran A, Klimek J, Ganß C. Investigation of the effect of various fluoride compounds and preparations thereof on erosive tissue loss in enamel in vitro. Caries Res 2009;43:10-16.

141. Schmidlin PR, Filli T. Direkte Bisshöhenrekonstruktion mit Komposit und Schiene als Formhilfe. Zahnärztl Mitteilungen 2006;96:30-34.
142. Schmidlin PR, Filli T, Imfeld C, Tepper S, Attin T. Three-year evaluation of posterior vertical bite reconstruction using direct resin composite--a case series. Oper Dent 2009;34:102-108.
143. Shabanian M, Richards LC. In vitro wear rates of materials under different loads and varying pH. J Prosthet Dent 2002;87:650-656.
144. Sirimaharaj V, Brearley Messer L, Morgan MV. Acidic diet and dental erosion among athletes. Aust Dent J 2002;47:228-236.
145. Soderholm KJ, Richards ND. Wear resistance of composites: a solved problem? Gen Dent 1998;46:256-263.
146. Storr M, Meinung A, Allescher HD. Pharmacoeconomic issues of the treatment of gastroesophageal reflux disease. Expert Opin Pharmacother 2001;2:1099-1108.
147. Sundaram G, Wilson R, Watson TF, Bartlett D. Clinical measurement of palatinal tooth wear following coating by a resin sealing system. Operative Dent 2007;32-6;539-543.
148. Sundaram G, Wilson R, Watson TF, Bartlett D. Clinical measurement of palatal tooth wear following coating by a resin sealing system. Oper Dent 2007;32:539-543.
149. Szarka LA, De Vault KR, Murray JA. Diagnosing gastroesophageal reflux disease. Mayo Clin Proc 2001;76:97-101.
150. Tay FR, Pashley DH. Resin bonding to cervical sclerotic dentin: A review. J Dent 2004;32:173-196.
151. Tepper SA, Schmidlin PR. Technik der direkten Bisshöhenrekonstruktion mit Komposit und einer Schiene als Formhilfe. Schweiz Monatsschr Zahnmed 2005;115:35-42.
152. Truin GJ, Frencken JE, Mulder J, Kootwijk AJ, Jong E. Prevalence of caries and dental erosion among school children in The Hague from 1996-2005). Ned Tijdschr Tandheelkd 2007;114:335-342.
153. Truin GJ, Van Rijkom HM, Mulder J, Van't Hof MA. Caries Trends 1996-2002 among 6- and 12-Year-Old Children and Erosive Wear Prevalence among 12-Year-Old Children in The Hague. Caries Res 2005;39:2-8.
154. Tsou VM, Bishop PR. Gastroesophageal reflux in children. Otolaryngol Clin North Am 1998;31:419–434.
155. Tuominen M, Tuominen R, Fubusa F, Mgalula N. Tooth surface loss exposure to organic and inorganic acid fumes in workplace air. Community Dent Oral Epidemiol 1991a;19:217-220.
156. Tuominen M, Tuominen R, Ranta K, Ranta H. Association between acid fumes in the work enivronment and dental erosion. Scand J Work Environ Health 1989;15:335-338.
157. Tuominen M, Tuominen R. Dental erosion and associated factors among factory workers exposed to inorganic acid fumes. Proc Finn Dent Soc 1991b;87:359-364.
158. Turssi CP, Hara AT, Serra MC, Rodrigues AL Jr. Effect of storage media upon the surface micromorphology of resin-based restorative materials. J Oral Rehabil 2002;29:864-871.
159. Unesda: www.unesda.org.
160. Van Rijkom HM, Truin GJ, Frencken JEFM, et al. Prevalence, Distribution and Background Variables of Smooth-Bordered Tooth Wear in Teenagers in The Hague, The Netherlands. Caries Res 2002;36:147-154.
161. Vandenplas Y. Oesophageal pH monitoring for gastro-oesophageal reflux in infants and children. John Wiley & Sons, Chichester 1992.
162. Venables MC, Shaw L, Jeukendrup AE, et al. Erosive effect of a new sports drink on dental enamel during exercise. Med Sci Sports Exerc 2005;37:39-44.
163. Voronets J, Jaeggi T, Buergin W, Lussi A. Controlled toothbrush abrasion of softened human enamel. Caries Res 2008;42:286-290.
164. Westergaard J, Larsen IB, Holmen L, et al. Occupational exposure to airborne proteolytic enzymes and lifestyle risk factors for dental erosion-a cross-sectional study. Occup Med 2001;51:189-197.
165. Wiegand A, Attin T. Occupational dental erosion from exposure to acids – a review. Occupational Medicine 2007;57:169-176.
166. Wiegand A, Begic M, Attin T. in vitro evaluation of abrasion of eroded enamel by different manual, power and sonic toothbrushes. Caries Res 2006;40:60-65.
167. Wiegand A, Egert S, Attin T. Toothbrushing before or after an acidic challenge to minimize tooth wear? An in situ/ex vivo study. Am J Dent 2008;21:13-16.
168. Wiegand A, Müller J, Werner C, Attin T. Prevalence of erosive tooth wear and associated risk factors in 2-7-year-old German kindergarten children. Oral Diseases 2006;12:117-124.
169. Wiktorsson AM, Zimmerman M, Angmar-Mansson B. Erosive tooth wear: prevalence and severity in Swedish winetasters. Eur J Oral Sci 1997;105:544-550.
170. Williams D, Croucher R, Marcenes W, O'Farrell M. The prevalence of dental erosion in the maxillary incisors of 14-year-old schoolchildren living in Tower Hamlets and Hackney, London, UK. Int Dent J 1999;49:211-216.

171. Wongkhantee S, Patanapiradej V, Maneenut C, Tantbirojn D. Effect of acidic food and drinks on surface hardness of enamel, dentine, and tooth-coloured filling materials. J Dentistry 2006;34:214-220.
172. Xhonga FA, Valdmanis S. Geographic comparisons of the incidence of dental erosion: a two centre study. J Oral Rehabil 1983;10:269-277.
173. Xhonga FA, Wolcott RB, Sognnaes RF. Dental erosion. II. Clinical measurements of dental erosion progress. JADA 1972;84:577-582.
174. Yap AU, Tan SHL, Wee SSC, Lee CW, Lim ELC, Zeng KY. Chemical degradation of composite restoratives. J Oral Rehabil 2001;28:1015-1021.
175. Yip HK, Lam WTC, Smales RJ. Fluoride release, weight loss and erosive wear of modern aesthetic restoratives. Br Dent J 1999;187:265-270.
176. Yip KH, Smales RJ, Kaidonis JA. The diagnosis and control of extrinsic acid erosion of tooth substance. Quintessence Int 2002;33:516-520.
177. Zero DT, Fu J, Scott-Anne K, Proskin H. Evaluation of fluoride dentifrices using a short-term intraoral remineralization model. J Dent Res 1994;73(Special issue):272.
178. Zero DT, Lussi A. Etiology of enamel erosion – Intrinsic and extrinsic factors. In: Addy M, Embery G, Edgar WM, Orchardson R editors, Tooth Wear and Sensitivity. London: Martin Dunitz Ltd 2000. p. 121-139.

Sachregister

A
Abrasion 3, 8, 10, 42, 53, 58, 74
Abrasivität 42
Adhäsivsysteme 69, 70
Alkohol 47
Alkoholiker 47
Anamnese 49, 53
Anfangsstadium 4
Anorexia 40, 53, 56
    Prävalenz 40
Ätiologie 37
Athleten 48
Attrition 3, 7, 8, 10, 53, 92, 97, 99

B
BEWE (Basic Erosive Wear Examination) 4, 11–14, 53, 66
Bisserhöhung 97
Bonbons 59
Bürsttechnik 57
Bulimie 40, 91
Bulimia nervosa 53, 56

C
Cerec 71
Checkliste 2
Chelator 42
Chelatoreigenschaften 42
Coca-Cola 73
CPP-ACP 46, 55, 58

D
Dahl-Apparatur 74
Dahl-Prinzip 108–111
Deckschicht 58
Dellenbildung 4, 65, 67
Dentinexposition 3
Dentinüberempfindlichkeit 74
diagnostizieren 4
differenzialdiagnostisch 3

E
endogene Säurebelastung 56
Enzyme 38, 47
Epidemiologie 61
epidemiologisch 19
Ernährungsabklärung 55
Ernährungsanamnese 49, 50
Ernährungsverhalten 55
Ess- und Trinkgewohnheiten 38
extrinsisch 38

F
Faktoren
    allgemein 37, 46
    endogen 37
    Ernährung(sseite) 37, 42
    exogen 37
    Patienten(seite) 37
Fluorid 43, 55, 58, 59
fluoridhaltig 2, 56, 57, 59, 102
Foto 12
Früchte 23
Füllungen 8
Füllungsränder 4, 6, 71
Fundoplikation 56

G
Giomer 73
GIZ (Glasionomerzement) 71–73, 76

H
Härteveränderung 43
Häufigkeit von Erosionen 33
Hyposalivation 59
Hypersensibilität 78, 97, 108

I
Inlay 71
intrinsisch 38
Inzidenz 20, 21

K
Käse 55, 56
Kalzium 42, 43, 46, 55, 56
Kalziumfluorid 58
Karies 8, 9, 57, 58
Kaugummi 53, 56, 59
keilförmige Defekte 10, 11
Keramik 71–73, 76, 77, 91, 110, 114, 119

Sachregister

Kieferorthopädie 78, 79, 81
Kompomer 73
Komposit 67, 69, 71–79, 82, 83, 86–89, 91, 93, 97, 98, 102, 108, 110, 114, 119, 120
Kronen 69, 71, 108

L
Lebensdauer 70
Lokalisation 33, 63

M
Management 11, 12
Medikamente 41
Milchgebiss 61
Milchzähne 62
Mineralwasser 46
minimalinvasiv 69, 75, 77, 92
Modell 12

O
Orangensaft 23, 62, 73
Overlay 69, 71, 97, 103

P
Pellikel 41, 58
24-Stunden-pH-Metrie 39, 56
pH-Wert 37, 41–43, 48, 49, 72
   verschiedener Getränke 43
Phosphat 42, 43, 55
Photoaufnahmen 53
Polycarboxylatzement 72
Prävalenz 20
Progredienz 104
Progression 19, 21, 23, 24, 28, 31, 53
Prophylaxe 56, 57, 59
Proteine 55
Protonenpumpenblocker 56, 57
Pufferkapazität 42, 43

R
Reflux 8, 24, 28, 31, 38, 39, 49, 53, 56, 57, 59, 61, 63, 78, 108, 109, 119
Refluxbeschwerden 38
Regurgitation 39
restaurative Maßnahmen 12
Restaurationsmaterialien 71, 72
Risikoabklärung 46, 49, 53, 55
Ruhespeichel 52

S
Salzsäure 38
Säfte 82, 102
Säuredämpfe 46, 47
Säurekontakt 46
Säuretyp 42
saure Nahrungsmittel und Getränke 24, 31, 61, 62
Schiene 89, 102, 103, 109
Schienentechnik 76, 86, 87, 91
Schienentherapie 92
Schmelzleiste 4, 5, 7, 8, 65
Schulkinder 20
Speichel 41
Speichelanalyse 53
Speichelersatzmittel 59
Speichelfließraten 52
Speichelpufferkapazität 52
Speichelsekretion 41
Sport 48
Sportgetränk 46, 48, 49, 73, 102
stimulierter Speichel 52
Studienmodelle 53
Symptome bei häufigem Erbrechen 41

T
Teflonband 89
TiF_4 58
Trinkgewohnheiten 63

U
überempfindliche Zähne 60
Überempfindlichkeit 3

V
Veneers 69, 77, 114
Verfärbungen 7
Verlaufskontrolle 4
Versiegelungen 75
Versorgung 69
Verteilung der Erosionen 34, 35, 64

W
Wartezeit 57
Wax-up 87, 89, 103, 109
Wein 39, 47
Weintester 47

X
Xerostomie 59
Xylitol 55

Z
Zahnbürste 42, 57
   weich 42
Zahnhygiene
Zahnpaste 42, 57
Zähneputzen 58
Zahnreinigung 41
Zahnüberempfindlichkeit 4
Zinkphosphatzement 72
Zinnfluorid 58
zinnhaltig 2, 56, 57, 58, 59, 102
Zitronensäure 62, 73
Zitronensaft 119
Zitrusfrüchte 39

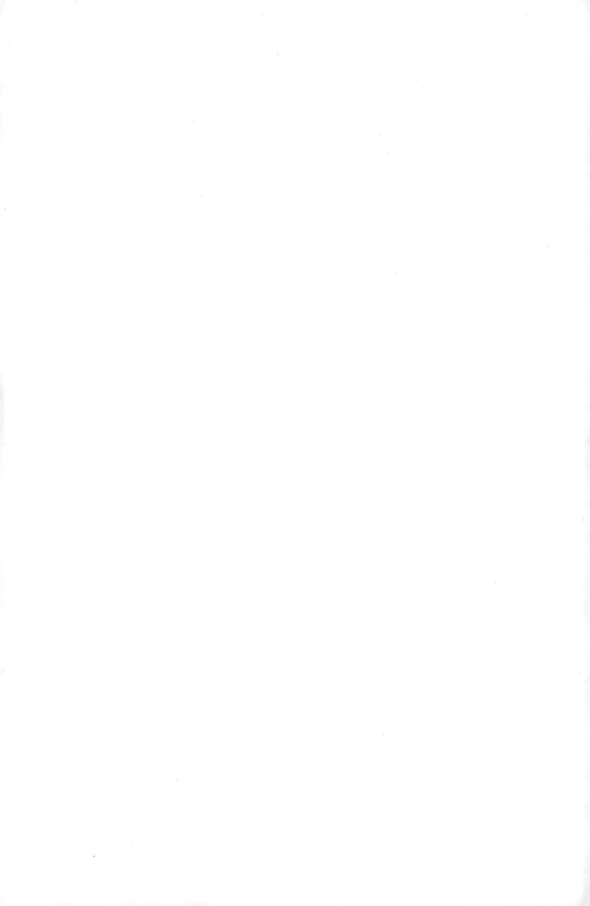